U0284373

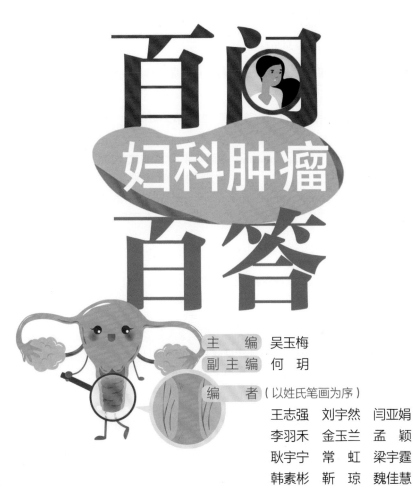

百问 妇科肿瘤 百答

主　编　吴玉梅

副主编　何　玥

编　者（以姓氏笔画为序）

王志强　刘宇然　闫亚娟

李羽禾　金玉兰　孟　颖

耿宇宁　常　虹　梁宇霆

韩素彬　靳　琼　魏佳慧

插　画　张晶晶

编写单位　首都医科大学附属
　　　　　北京妇产医院

人民卫生出版社

·北京·

图书在版编目（CIP）数据

妇科肿瘤百问百答 / 吴玉梅主编 . —北京：人民
卫生出版社，2022.12
ISBN 978-7-117-34267-4

Ⅰ.①妇… Ⅱ.①吴… Ⅲ.①妇科病 —肿瘤 —诊疗 —
问题解答 Ⅳ.①R737.3-44

中国版本图书馆 CIP 数据核字（2022）第 244267 号

| 人卫智网 | www.ipmph.com | 医学教育、学术、考试、健康，购书智慧智能综合服务平台 |
| 人卫官网 | www.pmph.com | 人卫官方资讯发布平台 |

妇科肿瘤百问百答
Fukezhongliu Baiwenbaida

主　　编：吴玉梅
出版发行：人民卫生出版社（中继线 010-59780011）
地　　址：北京市朝阳区潘家园南里 19 号
邮　　编：100021
E - mail：pmph @ pmph.com
购书热线：010-59787592　010-59787584　010-65264830
印　　刷：北京华联印刷有限公司
经　　销：新华书店
开　　本：889×1194　1/32　　印张：7.5
字　　数：156 千字
版　　次：2022 年 12 月第 1 版
印　　次：2023 年 2 月第 1 次印刷
标准书号：ISBN 978-7-117-34267-4
定　　价：69.00 元
打击盗版举报电话：010-59787491　E-mail：WQ @ pmph.com
质量问题联系电话：010-59787234　E-mail：zhiliang @ pmph.com
数字融合服务电话：4001118166　E-mail：zengzhi @ pmph.com

前　言

　　妇科恶性肿瘤是女性一生中较为常见的一类疾病，发生于女性生殖系统。在我国排名前三位的妇科恶性肿瘤，依次为宫颈癌、子宫内膜癌、卵巢癌／输卵管癌，较为少见的有滋养细胞肿瘤、子宫肉瘤和外阴阴道癌等。近些年来，妇科恶性肿瘤发病率有不同程度的上升，据国际癌症研究机构（International Agency for Research on Cancer, IARC）公布的 2020 年数据显示，全球每年宫颈癌新发病例 60.41 万，新增死亡病例 34.18 万。我国是新发病例和死亡病例最多的国家，每年新发病例 10.97 万，新增死亡人数 5.9 万，占我国女性恶性肿瘤死亡人数的 18.4%。同年，我国国家癌症中心数据显示，宫颈癌和子宫内膜癌分别列居女性全部肿瘤的第 6 位和第 8 位，宫颈癌和卵巢癌分别列居年轻女性肿瘤的第三位和第五位。由此可见，妇科恶性肿瘤发病年轻化趋势明显，严重危害女性生命健康。

　　作为妇科肿瘤专业的医生，我们每天面对大量的各种妇科肿瘤患者。在诊治过程中，发现多数女性及其家属对妇科肿瘤相关知识不甚了解。这些患者出现了某些症状（如绝经后出血、不规律出血、阴道排液、腹胀等），但认为不痛不痒就不是病，最终拖延就诊，当确诊时往往已经不是早期。看到年轻患者的生命如此逝去，令人无比痛心。我们的团队诊治过近百万人次的患者,从接诊和经治的患者中积累了大家普遍感兴趣的话题并进行了初步总结,对询问率最高的 100 个问题进行解答,也避免了一些女性因为害羞不愿意到医院就诊而延误病情。本书尽可能将医学专业术语转化为比较通俗的语言,解答患者的疑问。同时我们也为在临床上工作的广大年轻医生或基层医生解答在妇科肿瘤的诊治中普遍存在的问题。

我们将持续关注患者的疑问,将百问百答这项工作延续下去,将晦涩难懂的医学知识清晰地奉献给我们的女性朋友,将大家羞于询问的问题用文字解答出来,同时也希望对我们的同道有所帮助。本书出版之际,恳切希望广大读者在阅读过程中不吝赐教,欢迎发送邮件至邮箱 renweifuer@pmph.com,或扫描封底二维码,关注"人卫妇产科学",对我们的工作予以批评指正,以期再版修订时进一步完善,更好地为大家服务。

本书得以出版感谢北京市医院管理中心重点医学专业项目的大力支持。关爱女性生命健康就是珍爱每个家庭的幸福,让我们共同努力,引领女性健康的美好明天。

吴玉梅

2022 年 12 月

目 录

第一章

妇科恶性肿瘤问题

1. 妇科恶性肿瘤是如何分类和命名,发病相关因素有哪些

女性生殖系统的器官包括外阴、阴道、子宫颈、子宫体、卵巢及输卵管(双侧),妇科恶性肿瘤是依据原发于这些器官及其组织来源进行分类和命名的。下面按照发病部位进行讲述。

(1)**外阴恶性肿瘤**:发病占女性生殖系统恶性肿瘤3%~5%,属于少见肿瘤。好发于老年妇女,尤其绝经后女性居多,平均发病年龄为60~70岁,其中外阴鳞癌最为常见。其确切病因尚不清楚,目前认为与高危型人乳头瘤病毒(human papilloma virus,HPV)持续感染、初次性交年龄过早、患有外阴和/或阴道癌前病变、吸烟以及外阴营养不良等密切相关。外阴恶性肿瘤根据病因不同,进一步可分为两种类型,即高危型HPV感染相关的外阴癌和非高危型HPV感染相关的外阴癌。

(2)**阴道恶性肿瘤**:发病约占女性生殖系统恶性肿瘤的1%~2%。年发病率仅为0.6/10万,也属于少见肿瘤。好发于60岁以上的女性,其中阴道鳞癌最常见。高危型HPV持续感染以及既往有宫颈癌及宫颈上皮内病变或外阴病变病史是其高危因素。

（3）**宫颈恶性肿瘤**：发病约占女性生殖系统恶性肿瘤的40%~50%，居女性生殖系统恶性肿瘤之首位。据2022年我国最新癌症数据统计（2016年数据），我国新发病例11.9万人，占女性恶性肿瘤的6.5%。发病率从30岁以后呈上升趋势，好发年龄为40~50岁，近年来有明显年轻化趋势。宫颈鳞癌最常见，约占85%，宫颈腺癌及腺鳞癌约占10%~15%。目前公认宫颈癌发病与高危型HPV持续感染、初次性交年龄过早、多个性伴侣、多次分娩史、吸烟等高危因素密切相关。99.7%的宫颈癌患者有HPV持续感染。此外，有少数特殊类型的非HPV感染的宫颈癌，如透明细胞癌，其发病与HPV感染无关，确切病因尚不清楚。

（4）**子宫内膜恶性肿瘤**：发病约占女性生殖系统恶性肿瘤的20%~30%。据2022年我国最新癌症数据统计（2016年数据），我国新发病例7.11万人，占女性恶性肿瘤的3.9%，居女性生殖系统恶性肿瘤的第二位，仅次于宫颈癌。好发年龄为50~59岁，近年来年轻化趋势明显，育龄期或未生育女性患者越来越常见。其中子宫内膜样腺癌是最常见的病理类型。按照临床特征可分为子宫内膜样腺癌（Ⅰ型）和非子宫内膜样腺癌（Ⅱ型）。Ⅰ型子宫内膜癌的发病与初潮年龄早、绝经过晚、未孕、肥胖、高血压、糖尿病、多囊卵巢综合征、激素治疗以及子宫内膜癌家族史等有一定的关系。而Ⅱ型子宫内膜癌包括透明细胞癌、浆液性癌，与Ⅰ型子宫内膜癌发病原因不同，其生物学行为类似卵巢癌，预后差。近些年来发现子宫内膜癌的分子分型检测按照癌症基因图谱（The Cancer Genome Atlas，TCGA）分为4种类型,对判断预后,指导治疗具有更重要的意义和临床应用价值。

(5) **卵巢/输卵管恶性肿瘤**:发病约占女性生殖系统恶性肿瘤的20%。据2022年我国最新癌症数据统计(2016年数据),新发病例为5.72万,占女性恶性肿瘤的3.1%,病理类型多样复杂,其中卵巢高级别浆液性癌较为常见,且恶性程度高,发现时有70%已经是晚期,病死率居妇科恶性肿瘤之首位。其确切病因尚不清楚,有一种假说认为与输卵管上皮癌变有关。

(6) **子宫肉瘤**:发病仅占女性生殖系统恶性肿瘤的1%,为少见的妇科恶性肿瘤,多发生于育龄期女性,病理类型多样复杂,多数恶性程度高,易转移,预后差。确切病因尚不清楚,患有糖尿病、高血压、具有恶性肿瘤家族史的绝经后女性是发生子宫肉瘤的高危人群;此外,长期雌激素使用史、初潮年龄早、未生育等与绝经前子宫肉瘤发生密切相关。

(7) **妊娠滋养细胞肿瘤**:不同于上述肿瘤,是一组与异常妊娠相关的少见肿瘤,主要包括侵蚀性葡萄胎和绒毛膜癌。前者发病率约为(1~8)/20 000次妊娠,后者发病率约为(1~9)/40 000次妊娠。原发病部位在子宫,常见转移部位在阴道、肺,甚至脑。具有遗传史、葡萄胎病史、高龄孕妇等是发生该病的高危因素或高危人群。

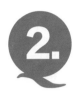

哪些妇科恶性肿瘤具有家族史及遗传史

　　任何一种肿瘤的发生都是一个多因素、多步骤的复杂过程,至今具体病因尚不清楚。目前普遍认为,绝大多数肿瘤是环境因素与个体遗传因素相互作用引起的,其中个体的遗传特性在某些肿瘤的发生发展中起重要作用,甚至是决定性作用。与遗传明显相关的妇科恶性肿瘤,包括遗传性卵巢恶性肿瘤和遗传性子宫内膜恶性肿瘤。

　　卵巢上皮性恶性肿瘤病死率居妇科恶性肿瘤之首位,其中遗传性卵巢癌患者的家族史是其发病的重要危险因素之一。研究表明,5%~10% 的卵巢上皮癌患者具有明确的家族史,普通女性罹患卵巢癌的终生危险是 1.4%,而具有明确的家族史和 / 或遗传了某个特定癌症易感基因种系突变的妇女,罹患卵巢癌的终生危险可高达 15%~60%。现已确定了几种遗传性卵巢癌综合征,其中遗传性乳腺癌 - 卵巢癌综合征(hereditary breast-ovarian cancer syndrome,HBOC)是指一个家族中有 2 个一级亲属或 1 个一级亲属和 1 个二级亲属患乳腺癌或卵巢癌,并具有遗传倾向。究其原因,*BRCA1/2* 基因的突变可能与 HBOC 发病有关。

　　遗传性子宫内膜恶性肿瘤是遗传性非息肉性结直

肠癌家族中最常见的肠外表现,称作林奇综合征(Lynch syndrome),也可称作遗传性非息肉性结直肠癌综合征(hereditary nonpolyposis colorectal cancer,HNPCC),其家族女性中大约有 20%~30% 患子宫内膜癌。林奇综合征是一种常染色体显性遗传性癌症综合征,是由于 DNA 错配修复(mismatch repair,MMR)相关基因 *MLH1*、*MSH2*、*MSH6*、*PMS2* 的致病性突变所致,包括结直肠癌、子宫内膜癌及卵巢癌等。

遗传性非息肉性结直肠癌综合征家族中卵巢癌发生风险比预期要高,累计发病率 12%,确诊平均年龄比普通人群早 20 年。大约每 279 个子宫内膜癌患者中就有 1 人存在一种 *MMR* 基因的致病突变,每 30 个结直肠癌患者中就有 1 人与林奇综合征相关,每 30 个子宫内膜癌患者中就有 1 人与林奇综合征相关。鉴于子宫内膜癌和结直肠癌具有相似的林奇综合征发病率,有可能通过监测和级联检测从而降低其亲属的死亡率。

有林奇综合征风险的女性应采取哪些措施降低子宫内膜癌、卵巢癌的风险呢?首选通过全子宫加双侧附件切除术预防具有林奇综合征的风险。然而,手术也存在一定的风险及并发症,因此术前应充分知情告知。条件允许时应首选腹腔镜下手术。应根据每个女性的具体风险就其降低风险性手术方案及最佳时机提供个性化的咨询。强烈建议 *MLH1*、*MSH2*、*MSH6* 和 *PMS2* 致病突变携带者在完成生育要求后,于 35~40 岁行全子宫加双侧附件切除术,以降低发病风险。建议术前进行子宫内膜活检和盆腔超声检查以发现隐匿性妇科癌症,尤其对于存在症状者,手术前接受结直肠镜检查,手术后病理应对整个子宫内膜进行取样。

3. 有益于健康或有抗癌作用的常见食物有哪些

近些年来肿瘤发病率越来越高,但是恶性肿瘤的发病原因直到目前仍不十分明了,一般认为恶性肿瘤的发生不仅仅是人体内在因素的作用,即所谓的与生俱来的致癌基因或抑癌基因之间的相互作用,同时外在因素与内在作用也是最终引起人体肿瘤发生的最重要的原因。80% 的恶性肿瘤发生与不良生活习惯有关,通常与作息时间不规律、压力大、吸烟、酗酒、心情不畅等有关,饮食方面也对人体的健康起着重要的作用。大家公认的"健康食物"可以对身体的健康有助推作用。目前普遍认为对健康有益,同时也有利于抗癌的常见食物包括:大蒜、豆类、糙米、新鲜水果、蔬菜、蛋、鱼类、豆腐、奶类等。有利于抗癌、又能补充日常营养的食物包括:

(1)富含维生素 A 的食物:胡萝卜、南瓜、西红柿、木瓜等。

(2)富含维生素 C 的食物:番石榴、奇异果、绿色蔬菜等。

(3)富含维生素 E 的食物:豆类、芝麻、小麦胚芽、橄榄油、麻油等。

（4）**具有抗癌功效的十字花科蔬菜**：花椰菜、高丽菜、白萝卜、白菜、芥蓝菜、油菜、芥菜、包心菜等。

其实大家都知道，在我们的日常生活中，要以健康的食物作为导向，但又不能偏重于某一种健康食物，这样对身体来讲营养不够全面。因而就需要像老百姓说的"要食用五谷杂粮"，花样要多一些才能营养全面，满足人体的需求。

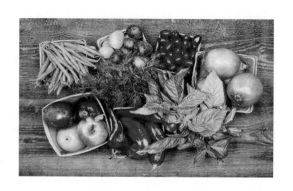

 不利于健康或有致癌作用的常见食物有哪些

大家在日常生活中往往不经意间存在或多或少的不良饮食习惯，导致食用不健康饮食，比如被黄曲霉污染的食物，含有大量亚硝基化合物、杂环胺类的食物以及含过氧化物等的食物等。这些食物均可诱发癌症，是公认的不健康、甚至有害的食物。其中大家在生活中最容易，甚至是不经意间食用的食物有：发霉的花生，某些发酵食物（如腌制咸菜）等，这些都是易被黄曲霉污染的食物。熏肉、腌肉、火腿、午餐肉、油炸类、烘烤类等食物含有一些亚硝基化合物及杂环胺类有害物。此外，高盐、高脂肪、低维生素、缺少矿物质的食物都不利于健康的饮食习惯，也应该尽量避免。因此，我们在日常生活中建议大家多关注健康饮食。保持良好的饮食习惯，需要注意以下几个方面。

（1）少吃或不吃油煎、油炸、烧烤或霉变食品。

（2）少吃甜食、高盐、高脂肪、低维生素的食物。

（3）不吃腌制及肉食加工品。

（4）食品多样化，饮食要规律。

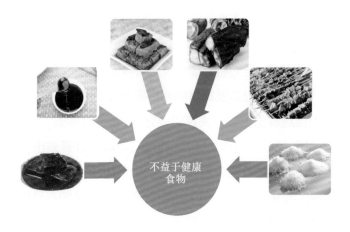

常规妇科恶性肿瘤筛查方法有哪些

有些妇科恶性肿瘤，通过规范有效的筛查手段，可以降低肿瘤的发生，如宫颈癌是可以通过筛查早期发现的恶性肿瘤。但是由于肿瘤发生的部位不同，并不是所有的肿瘤都有有效的筛查方法，如卵巢深居盆腔，当发现癌变时已有 70% 发展到晚期，另外，因为卵巢癌恶性程度高，进展快，预后差，在早期阶段很难发现。下面让我们一一介绍常见妇科恶性肿瘤筛查技术及现状。

（1）**宫颈癌**：是妇科肿瘤中唯一可以通过筛查，早发现、早诊断、早治疗，降低其发病率和死亡率的恶性肿瘤。这是由于宫颈的自然解剖位置所决定的，宫颈位于子宫体的下端及阴道的顶端，是以阴道作为天然的腔道，可以充分暴露出宫颈，在宫颈口内通过行宫颈脱落细胞学检查（通常叫 TCT）和 / 或高危型人乳头瘤病毒（HPV）检测，所得筛查结果如有异常，应进一步行阴道镜指导下宫颈多点活组织检查，并通过病理报告明确诊断，对绝大多数宫颈癌可以起到早期诊断的目的。

（2）**外阴 / 阴道癌**：外阴癌位于体表，通过妇科检查，肉眼即可观察、发现病灶，如肿物或溃疡或结节等大小、位置、与周围的关系。直接钳取活组织做病理检查，即可以明确诊断。

而阴道癌位于外阴与宫颈之间的相对浅表部位，像筛查宫颈癌一样，做妇科检查时，打开窥阴器即可暴露阴道全部。在做宫颈癌筛查同时可暴露阴道，观察阴道病变，如发现阴道有可疑异常情况，同样可通过 TCT 和 HPV 检测做筛查，肉眼可见异常者，如溃疡或结节，可在阴道镜指导下或肉眼直观下对阴道可疑部位进行活组织检查，与宫颈癌一样，可以达到早期诊断的目的。

（3）**子宫内膜癌**：子宫内膜位于子宫体腔内，子宫内膜癌变好发于子宫底部或两侧宫角的部位，少数可发生于子宫下段或向下蔓延至宫颈。肉眼或窥阴器暴露一般不可能看到病灶部位。所以子宫内膜癌尚无理想的早期筛查手段和技术。对于一些高危人群，可行经阴道超声及宫腔内膜细胞抽吸取样进行筛查，但是效果有一定的局限性，不能作为大众筛查手段。对可疑子宫内膜癌的患者，首先结合患者病史，如阴道出血、年龄等，通过妇科超声检查（最好用经阴道超声），了解子宫内膜的情况，根据需要进一步做宫腔镜检查及子宫内膜活检或诊断性刮术即可诊断。

（4）**卵巢恶性肿瘤**：卵巢位于盆腔内并位置深在，当卵巢肿瘤增大尚不明显时难以发现，但是如果肿瘤恶性程度高，病程进展快，多数发现时往往已是中晚期，因此目前尚无有效的早期筛查手段。一般首选妇科检查、盆腔超声（最好选择经阴道超声）、相关肿瘤标志物，如 CA125、CA199、CEA、HE4、AFP 等做出初步诊断，必要时需要做盆腔 MRI 了解卵巢肿瘤的详细情况，如大小、位置、囊实性、与周围组织、器官的关系等，通过盆腹腔 CT 可以了解腹膜后淋巴结状况以及上腹部情况，如肝脏、胆囊、脾脏、大网膜有无受累、有无腹水等，通过胸部 CT 了解肺部有无转移，甚至通过全身 PET-CT，能够了解全身情况，肿瘤有无近处或远处转移。

归纳妇科恶性肿瘤常用的筛查方法，主要包括以下项目：脱落细胞学检查（TCT）、高危型人乳头瘤病毒检测分型（HPV）、妇科三合诊检查、妇科超声检查（经腹超声或经阴道超声），常用肿瘤标志物：如 CA125、CA199、CEA、HE4、SCCA、AFP、HCG 等，需要进一步影像学检查，酌情做盆、腹腔 CT/MRI 甚至 PET-CT 检查。

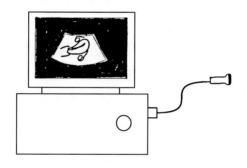

6. 妇科恶性肿瘤患者中具有临床意义的基因检测有哪些

近年来的研究认为癌症是一种基因疾病，遗传性或获得性基因缺陷可导致癌症的发生和发展。因而，基因检测技术在妇科恶性肿瘤的筛查、诊断、指导治疗以及判断预后等方面显得尤为重要。近年来人乳头瘤病毒（HPV）检测已在宫颈癌筛查中广泛应用，对于遗传性卵巢癌和子宫内膜癌高危群体，可以通过检测 *BRCA1/2* 和 *MLH1/MSH2* 等突变进行高危人群风险分层。下面对在妇科恶性肿瘤患者中具有临床意义的基因检查技术或方法进行简要介绍。

（1）妇科肿瘤中宫颈癌、阴道癌及外阴癌多数与高危型 HPV 持续感染相关，可行 HPV 基因检测，主要有以下检测方法：

● HC2：即二代杂交捕获技术，可检测 13 种 HPV 高危亚型，包括高危型 HPV-16、18、31、35、39、45、51、52、56、58、59、68，以数值表示，但是没有具体分型。检测结果小于 1，表示无 HPV 感染；大于 1 提示阳性，即 HPV 感染，需要结合宫颈细胞学检查来判断是否应该进一步处理。但是检测结果数值大小与病情的严重程度以及将来患癌的风险都没有直接的相关性，并不是说明数值越大就越危险或者越难治疗。

● Cervista HPV：即酶切信号扩大法检测高危型 HPV DNA。比 HC2 多检测 1 种 HPV 高危亚型（HPV-66），将检测的高危型 HPV 分为 A5/A6 组（包括高危型 HPV-51、56、66），A7 组（包括高危型 HPV-18、39、45、59、68）和 A9 组（包括高危型 HPV-16、31、33、35、52、58），但是没有具体到分型。

● 荧光 PCR 检测 HPV：PCR 是核酸扩增技术的一种检测方法，提取 HPV 病毒的遗传物质（核酸），可以检测高危型 HPV 14 种亚型（同 Cervista HPV）。

● Cobas 4800 系统：能提供 HPV-16、18 和其他 12 个高危 HPV DNA 亚型汇总的结果，是一种可以进行基因分型的全自动检测方法。其灵敏度较高。

● Aptima mRNA：鉴定 E6 和 E7 RNA，可检测 14 种高危亚型（同 Cervista HPV），与 HC2 敏感度相似，特异性也比较好。

(2) 卵巢癌相关基因检测

● 大部分卵巢癌为上皮性癌，主要组织亚型为浆液性癌，约占 70%。卵巢上皮性癌可分为两种类型：Ⅰ 型和 Ⅱ型。Ⅰ 型肿瘤由交界性浆液性肿瘤、子宫内膜异位症或卵巢表面上皮发展而来，包括低级别浆液性癌、子宫内膜样癌、黏液性癌等；Ⅱ 型肿瘤更常见，通常为高级别肿瘤，认为起源于输卵管伞端上皮。Ⅰ 型肿瘤基因检测主要是 *KRAS*、*BRAF*、*ERBB2*、*PTEN*、*PIK3CA*、*ARIDIA* 等的突变。Ⅱ 型肿瘤基因检测主要是 *TP53* 突变，*BRCA1/2* 失活、突变。

● *BRCA1/2*：检测遗传性乳腺癌 - 卵巢癌综合征（HBOC）。由于卵巢癌的高病死率及缺乏有效筛查和预防手段，携带 *BRCA1* 或 *BRCA2* 突变基因的健康女性的管理主要包括：定期筛查、降低风险的手术以及药物预防。临床常用的筛查方法主要是超声和 CA125。

携带 *BRCA* 突变基因的妇女被强烈推荐在完成生育之后进行预防性双侧卵巢输卵管切除，建议 *BRCA1* 基因突变携带者的手术时间为 35~40 岁，建议 *BRCA2* 基因突变携带者的手术时间推迟到 40~45 岁，这是唯一被证明可以降低卵巢癌遗传易感性妇女病死率的方法，有数据显示可将卵巢癌风险降低 80%，整体病死率降低 77%。对于未患癌的 *BRCA* 基因突变携带者且未行预防性手术者，可以口服避孕药降低卵巢癌的发病率，研究显示口服避孕药 15 年可以使卵巢癌发病率降低 50%。

(3)**子宫内膜癌相关基因检测**：子宫内膜癌分为两种主要类型。Ⅰ型是雌激素依赖性子宫内膜样腺癌，预后好；Ⅱ型是非激素依赖性子宫内膜癌，通常高复发和高转移率，预后较差，病理类型主要为浆液性乳头状癌和透明细胞癌。子宫内膜癌中的 3%~5% 发生于有遗传性非息肉性结直肠癌，也称林奇综合征，是一种发生于 DNA 错配修复系统的常染色体显性遗传性疾病，其中最常见的错配修复基因 *MSH2*、*MLH1*、*MSH6*、*PMS2*，可作为林奇综合征的标志物，子宫内膜癌是最常见的结肠外肿瘤。发生 *MSH2*、*MLH1*、*MSH6*、*PMS2* 基因突变的患者，70 岁时发生子宫内膜癌的风险为 42%。因此，建议对高危患者进行基因筛查，预防和诊治策略主要包括：基因筛查、临床检查以及降低风险的手术等。因为不同于散发性结肠癌或乳腺癌，林奇综合征相关癌的发病年龄较早，因此建议高危患者结肠镜检查或妇科筛查从 20 岁开始。一旦检测到基因突变，建议行预防性子宫全切术，对于降低林奇综合征相关肿瘤发生风险来说是一种有效策略，但应谨慎选择。

 妇科恶性肿瘤患者常见手术方式有哪些

妇科良性肿瘤手术要按照手术指征，根据肿瘤发生的部位、器官不同，切除肿瘤时酌情保留器官或将原发肿瘤及器官一并切除。同时可以根据患者年龄及对生育功能的要求,保留其器官功能或生育功能。而妇科恶性肿瘤手术方式的选择不完全与良性肿瘤手术一样,其基本原则是除了切除肿瘤,还应该将围绕肿瘤边缘 2~3cm 的正常组织一并切除。原则上还要根据病情及淋巴结转移情况等高危因素选择手术范围,如切除盆腔和 / 或腹主动脉旁淋巴结。同时要考虑患者年龄、对生育功能的要求、肿瘤累及的范围以及身体状况可否耐受来确定手术范围。

(1) **外阴癌**: 原发癌灶位于外阴,常规手术行外阴广泛切除术 + 双侧腹股沟区淋巴结清扫术。一般常规手术选取三个切口,外阴原发肿瘤的切除多采取蝶形或梭形切口,手术切除边缘距离肿瘤边缘 2~3cm 及以上; 双侧腹股沟区淋巴结切除可各取一个切口(沿腹股沟切口或纵向切口)切除腹股沟深、浅淋巴结及腹股沟淋巴结。该手术要根据位置需要、病灶大小游离皮瓣,手术创面大,术后容易发生皮瓣坏死、切口不易愈合等并发症。近年来开展了经腹腔镜下行腹股沟区淋巴结切除术,比传统手术切口创面小,有利于切口愈合,术后恢复快。

(2) **阴道癌**: 原发癌灶位于阴道部位。如果癌灶发生于阴道上段,则按照宫颈癌手术范围切除,同时依据癌灶部位,决定阴道切除范围。如果癌灶位于阴道下段,则按照外阴癌手术范围处理;如果癌灶位于阴道中段或累及广泛达全阴道,选择全阴道切除。上述切除原发肿瘤的同时,根据癌灶所在的部位可以选择盆腔和 / 或腹股沟区淋巴结切除术。切除盆腔淋巴结可选择经腹腔镜或开腹进行。

（3）**宫颈癌**：需要根据不同的临床分期选择不同的手术范围，一般在宫颈癌Ⅱa期（FIGO分期）及以下者可选择手术。若无手术禁忌，可根据分期选择手术范围：筋膜外（扩大的）/广泛/次广泛子宫切除术±盆腔±腹主动脉旁淋巴结切除术，建议开腹手术；若有生育要求，根据癌灶范围及分期，可选择保留生育功能的手术，如宫颈冷刀锥切术或保留子宫的宫颈根治术。绝经前宫颈鳞癌患者可酌情保留卵巢，小于35岁的患者可以在保留卵巢的同时进行卵巢移位或卵巢组织冻存+移植，年轻早期患者可以考虑进行阴道延长手术。

（4）**子宫内膜癌**：根据术前影像学检查结果，如MRI、CT等，了解肿瘤在子宫内膜局部浸润的范围以及子宫外、双侧附件、盆腹腔淋巴结有无转移。如果考虑分期在Ⅱ期及以下，无手术禁忌者，可以经腹腔镜下或开腹行子宫内膜癌分期性手术，选择筋膜外（扩大的）/广泛/次广泛子宫切除术和盆腔±腹主动脉旁淋巴结清扫术。原则上同时切除双侧附件（卵巢+输卵管），但是对于年轻患者，经过全面评估后无高危因素者可酌情保留卵巢，手术后根据病理结果再重新进行手术-病理分期。

（5）**卵巢癌**：多数以"盆腔肿物不能明确性质"作为手术前的初步诊断，有手术指征且无手术禁忌者，如果为了明确诊断选择手术，那么多选用腹腔镜下探查盆腹腔，可通过活检、冰冻病理结果明确诊断，同时还可了解肿瘤累及范围，进行专业评分（FAGOTTI评分）；如果评估手术不能够达到满意的切除肿瘤，可只取活检，明确诊断，然后给予化疗,待肿瘤缩小之后再手术;如果术前评估高度可疑癌,而且预测手术能够达到满意的切除肿瘤,原则上应该开腹手术;如果可疑早期癌,可选择腹腔镜探查下探查盆腹腔,若术中活检、冰冻病理结果明确为卵巢癌,则酌情继续行腹腔镜手术或改为开腹手术。对于卵巢上皮性癌患者,早期者做分期性手术(基本术式:全子宫 + 双侧附件 + 大网膜 + 盆腔 ± 腹主动脉旁淋巴结清扫术 + 腹膜多点活检 + 腹水或腹腔冲洗液 ± 阑尾切除),其目的是明确分期;晚期者做肿瘤细胞减灭术,即根据肿瘤原发以及转移扩散的部位,进行最大程度的切除。此外,对于肿瘤累及肠管、膀胱、输尿管、脾、肝脏以及横膈等器官尽可能切除癌灶和相应涉及的器官,原则上最好选择经腹手术,减少残留癌灶,尽可能做到肉眼没有残留癌灶。对于其他类型的卵巢恶性肿瘤,如生殖细胞肿瘤,大多数发生于年轻患者,多数还没有生育。该类肿瘤对化疗敏感,可以采用保留生育力的手术,即切除患侧附件 + 大网膜 + 酌情淋巴结清扫术(保留子宫和一侧卵巢)。对于卵巢性索间质肿瘤(多见颗粒细胞),基本手术范围应该是全子宫 + 双侧附件切除术,酌情切除淋巴结以及转移的病灶,年轻患者也可以酌情采取保留生育功能的手术。

(6) **子宫肉瘤**:肿瘤多数发现时局限于子宫,基本手术范围应行全子宫 + 双侧附件切除术,酌情行盆腔及腹主动脉旁淋巴结切除术,子宫外有病灶者应行转移灶切除术。某些特殊情况下,如肉瘤原发于宫颈或肉瘤侵及子宫颈,可行广泛性了宫全切术,酌情行盆腔及腹主动脉旁淋巴结切除术。建议经腹手术为宜。

8. 妇科恶性肿瘤患者常见手术并发症有哪些

  多数妇科恶性肿瘤较一般良性肿瘤手术范围大、手术复杂、手术时间长、术中出血多。总体上手术难度大,那么术中、术后并发症也相对要多,常涉及胃肠外科、泌尿外科、血管外科、内科及 ICU 等科室协助,所以在治疗过程中需要多学科会诊和参与治疗。

  手术中比较常见的副损伤有:①局部血管损伤:常常因为肿瘤发展到一定程度,发生多处广泛转移,这时肿瘤与血管壁或转移的淋巴结与血管壁之间粘连紧密,甚至浸润、融合,尤其静脉壁很薄,为了切净肿瘤或转移的淋巴结,分离肿瘤时相对容易造成静脉壁损伤。此外,肿瘤局部血运丰富与周围组织或器官广泛粘连、浸润,锐性或钝性分离的过程中创面会广泛渗血,导致手术出血量增多。②膀胱或输尿管损伤:因为子宫体、子宫颈及卵巢与膀胱、输尿管本身就是相邻关系,当发生肿瘤时,其与膀胱及输尿管走行关系更为密切,而且常常随着肿瘤进展浸润膀胱或输尿管,甚至导致膀胱及输尿管位置发生改变等情况,为了尽量切除肿瘤,在分离过程中容易造成膀胱或输尿管损伤。③肠管损伤:肠管与子宫体、子宫颈及卵巢也是相邻关系,当肠管与子宫肿瘤、宫颈肿瘤或卵巢肿瘤以及转移种植的肿瘤粘连浸润时,导致肿瘤与肠管的解剖关系变得不清晰,在分离过程中容易造成肠管的损伤。

术后比较常见的并发症:①多数恶性肿瘤手术范围大,开腹手术视野暴露好,操作得手。但是如果开腹手术切口长,手术暴露时间久,常有导致切口液化、感染的可能,容易造成切口愈合不良;偶有导致切口疝、切口窦道等发生的可能。腹腔镜手术切口创伤小,有利于恢复。但是无论选择开腹或是腹腔镜手术都需要基于术后无瘤原则为宜,不能为了创伤小而产生对肿瘤不利的一面。②术后卧床时间长,患者抵抗力弱,易发生肺部感染。③术后卧床时间长,活动少,易发生深静脉血栓症(如下肢深静脉血栓),偶发肺栓塞,等。④手术范围大、手术时间长,术后易导致不同程度的肠道功能紊乱、肠粘连,严重者可发生不全肠梗阻或完全肠梗阻。⑤肿瘤发展到晚期,周围组织及创面糟脆、坏死、感染,缝扎线极易脱落,偶有发生术后腹腔内出血或残端阴道出血等。⑥手术后因为麻醉、手术等创伤刺激,或有些患者合并基础病,可能出现相关手术并发症或突发新的疾病,比较常见的有心律失常、心绞痛、心衰、休克以及脑梗等。

9. 妇科恶性肿瘤患者如何预防和应对严重手术并发症

手术并发症与围手术期治疗相关,尤其是因手术操作而引起的组织器官的损伤、缺失、功能障碍等,可见于各临床手术科室。手术无论大小,是否顺利,都不可避免地会出现各种并发症,何况多数妇科恶性肿瘤患者手术范围大,手术时间长,术中涉及肿瘤与大血管及重要脏器(如肠管、膀胱、输尿管等)的密切关系,因此手术中副损伤的可能性也大。此外,术中各种原因,如脏器粘连、肿瘤血运丰富、肿瘤发生位置深在、肿瘤靠近大血管、局部炎症等,造成出血多,需要输血的情况也相对多见。所以对所有患者术前要进行全面评估,术中严格止血,仔细谨慎操作,术后依据手术情况精细化全面管理,这对平稳地度过术后恢复期非常重要(表 1-1)。

表 1-1 并发症与预防及应对措施

并发症	预防及应对措施
术中术后出血与休克	• 积极止血、适时输血、抗失血性休克治疗
术中损伤周围脏器	• 术前及时探查,发现器官损伤,缝合修补
术后感染	• 术后常规抗感染治疗,保持伤口清洁干燥,勤换药
心肌缺血,心律失常,心脏骤停	• 营养心肌、抗心律失常、心肺复苏
肺栓塞	• 预防下肢血栓,抗凝治疗
坠积性肺炎、肺不张	• 抗炎、拍背、化痰治疗
泌尿系感染	• 积极抗感染,适当补液治疗
肠梗阻	• 酌情术后及时胃肠减压,配合营养治疗

10. 妇科恶性肿瘤化学治疗（简称化疗）分类有哪些

　　化疗是化学治疗的简称，通过使用具有化学治疗效果的药物杀伤癌细胞达到治疗目的。化疗、手术、放疗是恶性肿瘤的三大治疗手段。其中手术与放疗属于局部治疗，只针对治疗部位的肿瘤，通过手术切除或通过放射线辐照杀伤肿瘤细胞。而化疗，特别是静脉化疗是一种全身性的治疗手段，即对于已经发生转移的恶性肿瘤以及潜在发生的转移病灶，如癌细胞有可能已经发生淋巴或血行转移等情况的治疗。因此，对一些有全身扩散倾向的肿瘤及已经转移的中晚期肿瘤，化疗都是主要的治疗手段之一。此外，还有口服、动脉介入、体腔化疗以及局部注射等给药途径，这些化疗方式可以使化疗药物在给药局部的浓度高于全身而起作用。

　　目前按照化疗的目的分为：

　　(1) **治愈性化疗**：有些妇科肿瘤，如滋养细胞肿瘤（主要包括侵蚀性葡萄胎和绒毛膜癌），对化疗药物敏感，化疗效果好，经过积极化疗后有可能达到治愈的目的。化疗的原则应尽早开始，并给予正规、足量以及足够的疗程治疗。比如对于侵蚀性葡萄胎低危患者可以进行单药化疗、高危患者可以进行联合化疗（双药或多药），该病对化疗非常敏感，给予化疗后患者可以长期无瘤存活,甚至再次受孕正常分娩。

(2)**辅助化疗**:常常因为肿瘤患者经手术治疗后其病理结果存在某些高危因素,或因放疗后治疗效果不满意,存在肿瘤复发、转移的危险因素影响患者预后,需酌情给予术后或放疗后辅助化疗,降低患者复发转移的可能性,延长生存期。比如卵巢上皮性癌手术后,几乎所有患者均需要常规辅助以铂类为基础的 6 个疗程化疗;宫颈癌及子宫内膜癌患者术后具有某些高危因素,如淋巴结转移等高危因素,建议除了放疗之外,辅助以铂类为基础的化疗 2~4 程,降低肿瘤复发及远处转移的概率。

(3)**新辅助性化疗**:也称先期化疗,是指在实施局部治疗方法(如手术或放疗)前所做的全身化疗,目的是使肿块缩小、尽早杀灭看不见的转移肿瘤细胞,以利于后续的手术、放疗等治疗。妇科恶性肿瘤中常用于局部晚期(IB_3~IIA_2 期)宫颈癌患者手术之前的化疗和晚期卵巢癌不具有首选手术条件患者的化疗。新辅助化疗对于局部肿瘤巨大(肿瘤 >4cm)的宫颈癌患者,通过化疗 2~3 个疗程之后宫颈局部肿瘤缩小,为手术创造条件。新辅助化疗还适用于晚期卵巢癌,因病灶广泛,估计首选手术达不到满意的患者。上述两种情况均需要新辅助化疗,目的使肿瘤缩小、为手术创造条件,常用新辅助化疗方案包括紫杉醇联合铂类静脉化疗。

(4)**姑息性化疗**:一般用在晚期肿瘤常规化疗达不到预期效果或肿瘤经过正规治疗后多次复发或远处转移;或患者体质差,无法耐受正规治疗的患者。给予姑息性化疗可能缓解症状,达到延长患者生存期的效果。这种情况应反复权衡化疗的利弊,决定治疗策略,选择方案。晚期肿瘤患者多面临各器官转移及功能下降的问题,由于化疗药物大部分经肝脏、肾脏代谢,因此应用姑息性化疗时应当充分评估各器官功能状况,避免加重器官负担,造成多器官功能衰竭,不但不能延长生命,反而加速死亡,有百害而无一利。

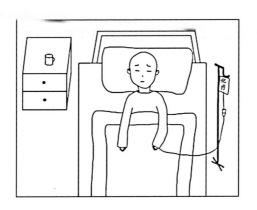

 ## 11. 妇科恶性肿瘤患者选择化疗方案的原则

　　化疗是治疗肿瘤的重要手段之一。选择化疗方案的原则首先是具有一定的疗效,且毒副作用相对较轻以及患者可以耐受作为首选方案。在临床上医生为患者选择化疗方案是根据国内、国外相关肿瘤指南或专家共识来确定的,同时考虑患者在用药剂量、给药途径、给药速度、疗程天数、疗程间隔以及疗程数等方面因素,使化疗方案尽量符合化疗基本原则,还要注意观察疗效、停药指征以及患者的耐受性等方面，根据具体情况调整化疗方案。

肿瘤患者的初治化疗原则需明确患者有化疗适应证，并告知患者多种化疗方案和化疗途径（静脉化疗、静脉联合腹腔化疗、口服等）可供选择，或参与临床试验。所有化疗患者经过 2~3 个疗程后要进行全面评价效果。同时要注意毒副作用，如骨髓抑制、肾毒性、神经毒性、消化道毒性、代谢系统毒性和肝脏毒性的发生率和 / 或严重程度。

复发、转移患者的化疗原则需详细了解患者既往病史，治疗经过，既往化疗方案、疗程以及疗效，对副作用的耐受性等。在选择复发或转移后的化疗方案前要对患者再次进行全面评估，了解患者一般状况，重要器官的功能状态和既往化疗已导致的毒性反应。有可能因为之前化疗剂量的累积会加重此次化疗的副作用。同时告知患者也可考虑选择临床试验。对于复发患者，推荐可行的肿瘤基因检测，包括 *BRCA1/2*、同源重组通路基因（homologous recombination repair，HRR）、微卫星不稳定性（microsatellite instability，MSI）或 DNA 错配修复缺陷（mismatch repair，MMR）等。如果既往使用过铂类药物，无论再次使用何种铂类药物，其骨髓毒性的发生率和严重程度都会增加。如果多次使用卡铂和 / 或顺铂，再次使用时发生致命性过敏反应的风险也会增加。医生和患者应关注并知晓使用具体药物和化疗相关毒性反应，积极预防和治疗化疗并发症，减轻化疗不良反应和严重程度。

妇科恶性肿瘤患者在哪些情况下禁忌或慎用化疗

在每次给肿瘤患者化疗前,都需要由主管医生或专家团队集体决策,根据患者病情、身体状况和各项指标综合评估决定是否可以化疗。化疗前必须完善常规化验检查,可根据患者病情进行个体化相关化验及检查。选择化疗药物时对于可能导致发生哪些明显的副作用要特殊关注,尤其关注骨髓抑制、消化道反应以及肝肾功能的损伤,有以下几种常见情况:对一般情况较差、不能耐受化疗者,KPS 评分 <60 分者不可以化疗;化验指标不同程度低于正常范围(血白细胞减少,小于 4.0×10^9/L;血小板减少,小于 100.0×10^9/L);肝肾功能异常者(ALT、AST、BUN、肌酐等异常升高),需要治疗后重新评估可否化疗。此外,有心脏病或心功能异常者尽量不选用蒽环类药;有肺部纤维化病史的患者尽量不用博来霉素;有严重感染患者,体温 >37.5℃,白细胞异常升高患者先治疗感染,暂缓化疗;过敏体质患者慎选化疗药物,需要详细了解过敏史;还有一些特殊人群不能化疗,如妊娠期前 3 个月内(孕 12 周之内)者化疗容易导致胎儿畸形,流产或早产等;精神病、不能配合治疗的患者需要慎重给予化疗。

妇科恶性肿瘤患者常见化疗副作用及如何应对

化疗药物除了对肿瘤细胞有杀伤作用之外，对人体的正常细胞也有一定的影响。因此，化疗之后或多或少会有各种副作用的发生。最常见的是胃肠道反应、骨髓抑制以及肝肾功能的损伤。

(1) **胃肠道反应**：多数化疗药物都会导致恶心、呕吐及食欲下降等反应，有些化疗药物可能还会引起口腔溃疡，甚至消化道溃疡、腹泻等。严重者通常与心情紧张、焦虑有关，此外既往孕早期反应严重者化疗时胃肠道反应也会加重。

急性呕吐常发生于化疗后数分钟到几小时，一般在 24 小时内缓解；迟发性呕吐常发生于化疗 24 小时之后，在化疗后 48~72 小时达到高峰，可持续 7 天左右。

对于出现呕吐这个症状，需要排除有无其他可能诱发呕吐的相关因素，如肠梗阻、消化不良、脑转移、电解质紊乱及尿毒症等。

处理原则：对症治疗、酌情补充液体和营养支持。

1) 药物治疗：止吐治疗是化疗过程中首要面对的问题，止吐药物的选择取决于化疗药物的致吐程度。根据没有预防性使用止吐药物的患者出现急性呕吐的概率，把化疗药物致吐程度可分为四类：高致吐率药物（≥90%出现急性呕吐的风险）、中致吐率药物（30%~<90%出现急性呕吐的风险）、低致吐率药物（10%~<30%出现急性呕吐的风险）和最低致吐率药物（<10%出现急性呕吐的风险）。

①高致吐化疗方案，推荐三药联合预防性止吐：神经激肽1（NK1）拮抗剂，5-羟色胺3（5-HT3）受体拮抗剂和地塞米松；

②中等致吐化疗方案，推荐二药联合预防性止吐：5-HT3受体拮抗剂和地塞米松；

③低致吐化疗方案，单次给予地塞米松8mg预防性止吐；

④最低致吐化疗方案：不推荐常规预防性止吐药物的使用。

2）针灸穴位刺激：在缺乏现有止吐药物的情况下，电针穴位刺激可能减轻化疗药物诱发的急性呕吐或具有辅助止吐药物治疗的功效。

3）调整饮食习惯，如少量多餐，可以缓解恶心、呕吐反应；清淡饮食，避免进食油腻辛辣刺激性食物。

4）营养支持：由于患者多数合并食欲缺乏、味觉改变，甚至呕吐不能进食水、口腔溃疡或腹泻等情况，会导致脱水、营养不足、电解质紊乱等，因此需要酌情给患者补液、补充电解质及营养液，对症处理，改善患者状况。

（2）骨髓抑制：化疗患者中多数会发生轻度骨髓抑制，一般无明显症状，有部分患者可以表现为乏力、发热等，化验血白细胞、血小板低于正常范围；少数患者可能出现较为严重的骨髓抑制，需要治疗方可恢复。因此，根据严重程度进行分级给予不同处理。

常用化疗药物均有不同程度的副作用,尤其骨髓抑制,如紫杉醇、长春碱类、卡铂、蒽环类、环磷酰胺、甲氨蝶呤、依托泊苷、5- 氟尿嘧啶和放线菌素 D 等。接受过放疗的患者再接受化疗,更容易发生骨髓抑制,即使是原本骨髓抑制并不明显的药物也如此,因此,一定要更加关注。骨髓抑制的程度与化疗药物的种类、剂量、用法、疗程数以及患者自身的敏感性等有关。大多数抗癌药物在用药一周左右开始出现骨髓抑制,大约持续一周左右。

了解骨髓抑制的分级(表 1-2),有利于给出相应的处理方案。

表 1-2 骨髓抑制程度的分级

分级	0 级	1 级	2 级	3 级	4 级
血红蛋白 /g·L^{-1}	≥ 110	109~95	94~80	79~65	< 65
白细胞 /×10^9·L^{-1}	≥ 4.0	3.9~3.0	2.9~2.0	1.9~1.0	< 1.0
粒细胞 /×10^9·L^{-1}	≥ 2.0	1.9~1.5	1.4~1.0	0.9~0.5	< 0.5
血小板 /×10^9·L^{-1}	≥ 100	99~75	74~50	49~25	< 25

白细胞减少是骨髓抑制中最先表现出来的反应之一,主要是白细胞不同程度的下降。多数化疗患者白细胞在化疗后 9~11 天达到最低点,之后一周左右恢复正常。白细胞在最低点的时间一般持续 2~3 天,呈 "U" 字曲线。如果白细胞计数低于 4×10^9/L,称为白细胞缺乏。其中粒细胞计数低于 2×10^9/L,称为粒细胞减少;粒细胞计数低于 1×10^9/L,称为粒细胞缺乏。如果白细胞的最低值在 1×10^9/L 以上,可能发生

感染,但是如果持续 7~10 天,尤其是粒细胞低于 $0.5 \times 10^9/L$,并持续 5 天以上时,发生严重细菌感染的机会明显增加。当粒细胞缺乏时,患者可有突然的畏寒、出汗及高热等全身症状,伴有乏力、不适感。若体温超过 38℃,称为 "粒细胞减少性发热"。常见感染的部位有呼吸道、皮肤黏膜、肛周、会阴、尿道以及各种导管引流管部位。也可伴有口腔炎、中耳炎、支气管炎、肺炎等部位继发感染。当患者出现粒细胞减少,甚至出现发热症状时,患者需要保护性隔离,减少感染的机会,此时酌情预防性使用广谱抗生素,至患者发热消退 48 小时后停药,Ⅳ度骨髓抑制的患者待粒细胞上升至正常后停药。出现Ⅲ~Ⅳ度粒细胞减少的患者,以及有Ⅲ度以上骨髓抑制病史的Ⅱ度粒细胞减少(2 周以内出现)的患者,需要预防性使用粒细胞集落刺激因子。一般在化疗结束 24~48 小时起开始使用,在下次化疗之前 48h 停用。治疗性使用时,在白细胞总数达 $10 \times 10^9/L$ 以上时停药。对于在此期间已经出现感染的患者,为了尽快提升白细胞到安全水平,可使用重组人粒细胞集落刺激因子以利于感染的控制。

血小板减少的发生率仅次于白细胞的下降。但是一般血小板下降时间较白细胞下降时间稍晚,多数在化疗之后 10~14 天达到最低点,但下降速度快。达最低水平往往 2~3 天即回升,回升速度也快,偶尔出现高于原有水平的反跳现象,历时几天才恢复,呈 "V" 字曲线。处理原则:当血小板计数小于 $50 \times 10^9/L$ 时,可引起皮肤或黏膜出血现象,这时患者在手术和侵袭性创伤性检查时存在一定的风险。因此,指导患者尽量减少活动,进稀软饮食,避免跌倒或磕碰,禁刷牙,改漱口,并避免使用非甾体抗炎药和含阿司匹林的药物,避免肌内注射等创伤性操作。育龄期患者注意经期出血,必要时可用药物推迟月经。可指导患者及时使用升血小板的药物。当血小板计数 < 20×10^9/L 时,自发性出血的风险加大,此时需要安静平卧,限制活动;同时预防及治疗便秘,防止因腹腔压力骤增引起的胃肠黏膜出血。当血小板计数 <10×10^9/L 时,有自发性出血的极高危险性。当血小板低于 50×10^9/L,即Ⅲ度骨髓抑制伴出血倾向或Ⅳ度血小板抑制时,应该输注血小板,尽量使血小板达到 50×10^9/L 以上。输注血小板前要对血小板进行特殊处理,即"辐照",以减少血小板抗体的产生,提升输注血小板的效果。

预防血小板减少:对于血小板低导致出血风险高的患者,为预防下一个化疗周期再发生更严重的血小板减少,可预防性应用促血小板生长因子,以保证后续化疗的顺利进行。促血小板生长因子有重组人白细胞介素 -11(recombinant human interleukin-11,rhIL-11)、重组人血小板生成素(recombinant human thrombopoietin,rhTPO)。

因血小板低引起出血风险的患者,化疗结束 6~24 小时内开始预防性使用 rhTPO 和 / 或 rhIL-11。当血小板 <75×10^9/L,尚无出血高危因素的患者,可酌情使用 rhTPO 和 / 或 rhIL-11。对于上一周期血小板最低值 <50×10^9/L、已知血小板最低值出现时间者,可以在血小板最低值出现的前 10~14 天左右使用 rhTPO,每日或隔日 1 次,连续使用 7~10 天。合并有血栓或血栓高风险的患者,在进行治疗的

过程中，需要密切监测血小板计数，进行静脉血栓形成的相关预防及治疗。血小板一旦恢复正常，应减量或停用，避免发生深静脉血栓。

血红蛋白减少即贫血，是继白细胞、血小板减少发生之后，逐渐出现的红细胞系的反应。红细胞减少，导致血红蛋白缓慢下降，轻者一般无明显症状，中重度贫血患者会出现头昏、耳鸣、头痛、记忆减退、多梦，甚至失眠等症状以及面色和指甲看起来苍白，缺少光泽，活动后呼吸加快，并可能出现心慌。长期贫血还会出现消化不良、食欲减退等不适。

化疗期间患者应该加强营养，注意食补。适当补充铁剂、维生素 B_{12} 和叶酸等补血药物。对于血红蛋白 <60g/L，或伴有乏力、气短、心动过速的患者，需要根据病情适量输血。对输血风险顾虑过多的患者，可以给促进红细胞生长的药物，提升血红蛋白水平至 80g/L 以上。可以配合使用中医中药，如补气、补血、健脾、益气等治疗，均有一定的疗效。

(3) 心肌毒性：心肌毒性是由于一些化疗药物具有导致心脏毒性产生的反应，常表现为心悸、胸闷。若出现心肌病，心电图可以出现心肌缺血等异常改变。常见蒽环类药物，如多柔比星、表柔比星、吡柔比星，对心肌有一定毒性，而且这种毒性属于剂量限制性化疗药物，如加大化疗剂量或累计剂量增加到一定量对心肌的毒性影响也会随之增加，并且一旦发生很难恢复。化疗期间需要注意有无胸闷和心悸，可通过心电图及超声心动图检测心功能。除蒽环类药物之外，紫杉醇对心脏的传导系统也有一定的影响，主要表现为房室传导阻滞、心律失常等。环磷酰胺对心脏毒性的作用可从无症状心律失常发展到致死性的心肌梗死。抗代谢类化疗药物，如 5-FU 可以诱发心脏毒性，发生率为 1%~2%，给药后 2~3天，出现心肌缺血、心肌酶及乳酸脱氢酶升高和突发的心力衰竭，表现为与心肌缺血一致的短暂胸骨后疼痛、恶心、呕吐等。铂类抗癌药物可引起急性心血管反应，如心绞痛、心肌梗死。心包内注入铂类化疗药物可出现心律失常；放线菌素D、阿糖胞苷、博来霉素等易导致心包炎。心脏细胞再生能力有限，化疗药物既可对心肌产生暂时性心脏毒性，也可引起持久性的各种心脏并发症，严重的心脏毒性可致患者死亡。因此，化疗药物引起的心脏毒性反应，其处理关键在于预防，并在化疗同时给予保护心脏毒性药物，降低诱发心脏毒性的危险因素。在接受有心脏毒性的化疗药物前，必须对各种心脏毒性的危险因素进行全面仔细的评估。在化疗期间采取各种措施保护心脏，避免心脏毒性的发生。化疗前后及化疗期间应注意检测患者心功能的变化，如心电图、心脏生化指标、超声心动图的变化。可以使用一些营养心肌的药物保护心肌。

(4)**肝功能损伤**：肝功能损伤是化疗中或化疗之后经常出现的副作用。肝功能损伤多数是轻度的，患者常常无明显自觉症状，化验检查可显示肝功能的异常，如谷丙转氨酶、谷草转氨酶不同程度的升高，极个别严重者可能出现肝衰表现，如食欲减退，乏力，甚至黄疸出现。肿瘤化疗药物引起的肝功能损伤属于药物性肝损伤范畴，即患者在化疗过程中，由于药物的毒性损害或对药物的过敏反应所致的肝脏损害。肝脏是药物代谢的主要器官，大多数抗癌药物都需经过肝代谢、活化和灭活。一方面可将这些抗癌药转化成具有抗癌活性的产物，另一方面又可将某些抗癌药物代谢为无活性的产物而排出体外。所以如果抗癌药物负荷超过肝脏的代谢能力，容易引起肝脏中毒的发生。严重者不仅可影响患者生活质量，而且可导致化疗延期，甚至终止化疗，而过度降低化疗剂量又会影响抗肿瘤疗效。因此，强调化疗的规范性和个性化，同时在化疗期间和化疗后要给予保肝治疗，对预防肝损伤的发生具有重要的临床意义。处理原则：在化疗期间，预防性静脉使用输注保肝药物或口服保肝药物。在化疗间隙期，大约化疗停止 2周左右应复查肝功能，有些患者会发生轻度转氨酶升高，如谷丙转氨酶、谷草转氨酶等，经过口服保肝药物，多数可以好转，不影响下一疗程的化疗。若转氨酶升高明显，而且经过用保肝药物未能降到正常范围或仍升高明显，则需要根据病情酌情推迟化疗。也有一些化疗之后肝功损伤仍可能继续加重并需要数月的时间才能康复，因此保肝治疗可能需要比较长的时间。保肝治疗药物有葡醛内酯、还原性谷胱甘肽、门冬氨酸钾镁等。同时，给予营养支持治疗，建议患者适当休息，给予高蛋白、高糖、丰富维生素及低脂肪饮食治疗，酌情补充氨基酸、白蛋白、血浆或全血，严密监测肝功能，及早发现和及早治疗。此外，根据病情，酌情停止导致肝损害的化疗药物，更换化疗方案。

(5) **肾功能损伤**：肾功能损伤是患者在化疗之后可能出现的毒副作用之一。主要表现为肌酐和 / 或尿素氮升高，患者多无自觉症状。在妇科肿瘤化疗中顺铂是最常用的药物之一，但是肾毒性最为显著，主要对肾小管的损伤，在某种意义上来讲一旦发生是不可逆的。因为没有一种检查手段可以敏感地反映出肾小管受损程度,针对顺铂的肾毒性,目前尚无精准的检测方法,常用的检测方法按参考价值排列分别为肾血流图、肌酐清除率、血肌酐。一般情况下,应该每3个月检查一次肾血流图,可对肾功能有整体的评价,每个月应该在化疗前检查血肌酐或肌酐清除率。当肾小球滤过率或肌酐清除率 <60% 时化疗需要慎重。顺铂肾毒性的处理原则:肾毒性主要表现为少尿、高氮质血症、血肌酐水平升高,肾血流量下降及肾小管受损。因此,补充液体与利尿是预防顺铂肾毒性的最基本、最关键的策略。甲氨蝶呤的急性肾功能损害主要表现为尿素氮、肌酐水平升高,常规用药时 90%以上以原形从尿中排泄,因此在肾小管、集合管中,甲氨蝶呤及其代谢产物可出现结晶、沉积,引起肾小管闭塞和损伤。主要措施为补充液体与利尿、碱化尿液、给予四氢叶酸解救用量。

(6)肺毒性:肺毒性由化疗药物所致,多数患者表现为咳嗽、呼吸急促,甚至肺纤维化,但是这种情况较为少见。化疗药物中博来霉素可导致最严重的不良反应,即肺纤维化,属于剂量限制性用药,即累积到一定剂量才会导致肺纤维化,一旦发生后很难逆转。目前肺功能的测定是检测肺纤维化最敏感和最有效的方法,一般 CO_2 弥散功能不能低于 70%,或者与上次相比下降不超过 20%。影像学检测肺纤维化无特异性,通常在肺纤维化导致 CO_2 弥散功能下降两个月以上才能表现出来。预防措施:化疗期间应向患者宣教,注意活动后有无气促和胸闷等,如果出现上述症状应检测肺功能并考虑停药。处理原则：因化疗后导致肺功能异常，可酌情使用糖皮质激素。同时对症处理，给予止咳、化痰、吸氧等治疗。发生肺纤维化的患者，根据病情及严重程度，给予对症治疗。

(7) **膀胱副作用**：膀胱副作用常表现为化疗之后尿急、尿频、尿痛及血尿或排尿困难等，但是并不常见。化疗药物中异环磷酰胺的代谢产物具有膀胱刺激作用，可导致膀胱黏膜出血，从而发生出血性膀胱炎。因此，建议使用异环磷酰胺化疗，主要检查尿常规，特别需要注意尿液中红细胞的变化。治疗原则：适当多饮水及对症治疗。

(8) **内分泌功能紊乱**：有些化疗药物可能影响卵巢的功能，导致卵巢功能早衰。主要取决于患者的年龄、药物剂量和药物种类。女性从 30 岁开始，卵巢功能不全或卵巢功能早衰的风险已经逐步增加，超过 40 岁的女性尤为明显，特别是在接受过烷化剂类药物化疗后。低于 30 岁的女性，接受铂类为主的化疗后通常出现短暂的闭经，但卵巢功能多能恢复。处理原则：对卵巢功能减退风险高的患者，可对症治疗。未完成生育及有不孕风险的妇女，排除卵巢肿瘤外，可进行卵母细胞冷冻、胚胎冷冻或卵巢组织冻存 + 再移植。

(9) **皮肤或黏膜局部的不良反应**：皮肤或黏膜局部的不良反应是由于多数化疗药物的给药途径为静脉输注而产生的。静脉输注化疗药物一般首选上肢皮下血管，可能出现化疗药物渗漏，造成局部皮肤或黏膜组织红肿、溃疡，甚至局部坏死。长时间外周静脉化疗，药物刺激血管，可发生局部静脉炎等情况。除此之外，皮肤毒性是肿瘤患者治疗中常见的不良反应，常常表现为疱疹、痤疮样皮疹、荨麻疹伴有瘙痒等；皮肤干燥、色素沉着、皮肤增厚、角化、皲裂等也很常见；指甲可出现甲周改变，如甲沟炎、开裂；黏膜可出现蜂窝织炎、黏膜炎、唇炎等。如果皮肤毒性反应处理不当，将会降低患者的生活质量，影响患者的治疗信心，产生对治疗方面的恐惧，影响治疗效果。常见 5-FU、放线菌素 D、甲氨蝶呤等化疗药物容易出现口腔黏膜炎，这是最常见的化疗严重并发症之一，发生时间通常在化疗开始后 5~12 天，其严重程度会随着用药剂量的累计和随着时间的推移而加重。处理原则：不同化疗药物副作用不相同，需要采取不同处理方法。一般来讲多数要在局部冷敷、封闭。为了避免上述问题的发生，采用预防措施是关键。可以考虑采用经外周静脉穿刺的中心静脉导管（peripherally inserted central venous catheter，PICC）置管或输液港，保证静脉输注畅通，减少局部渗出。若局部皮肤干燥可涂抹润肤露，减少日晒时间，避免压力和摩擦。对于已发生的皮肤毒性，需加强护理，避免继发感染。轻度皮肤损伤，以一般护理为主，中度毒性联合全身治疗，缓解症状，一般不需停药或减量，局部使用氢化可的松缓解症状。口腔黏膜溃疡、损伤以预防为主，注意口腔护理和饮食调控。Ⅰ~Ⅱ度口腔黏膜炎使用漱口水及喷雾剂，促进创面愈合作用；Ⅲ~Ⅳ度口腔黏膜炎患者，充分考虑口腔创面感染可能，酌情给予抗感染、抗真菌治疗。使用软毛牙刷，定期口腔检查，及时治疗牙龈炎及龋齿。饮食上避免食用辛辣食物。

　　脱发是化疗不良反应中最烦恼人的反应之一。许多化疗药物并不会引起头发全部脱落，但可使头发稀少、变脆和易断。脱发一般始于化疗开始后 2~3 周,化疗药物中紫杉类脱发更早,通常导致完全脱发,几乎所有的头发在化疗结束后再生,头发全部覆盖头部需要在治疗结束后 3~6 个月,再生的头发可能会发生颜色和结构的改变。化疗后期还会出现眉毛、眼睫毛逐渐脱落或变得稀疏。对患者在化疗前要预先告知其脱发可能,并根据需求建议适当的时候戴假发、戴一些头饰及描画新的眉毛和睫毛等,有助于提供一种心情愉悦的感觉。

处理原则:头发冷疗,即头皮局部冷却低温是较早使用的预防化疗后脱发的方法,有一定疗效,在血药浓度高峰时间,用冰袋和帽子中循环冷空气或液体使局部血管收缩,减少头皮血液循环,减轻化疗药物对头皮基底层生发细胞的毒性反应。止血带法,沿发际扎止血带后即可使头皮的血液供应暂时性的部分或全部阻断,使化疗药物不能直接作用区域头皮毛囊。

综合护理:心理疏导、化疗期间头发护理及膳食干预。

(10) 周围神经病变: 周围神经病变也是化疗常见的副作用之一,常表现为肢体远端,如手、脚疼痛、麻木 / 刺痛、感觉丧失和功能障碍。典型的外周神经病变发生率 30%~40%,可发生于化疗过程中或者化疗结束后。周围神经病变中有部分可以逆转,但是如果发生神经元的损伤则难以恢复。外周神经病变发生的风险与化疗药物的种类、累积剂量和同时使用多种神经毒性药物有关。如紫杉醇,其导致周围神经病变的风险与患者的年龄、化疗前已存在的神经病变有关。目前尚无治疗外周神经病变的有效药物,早期发现是预防疾病的最好方法。在铂类 / 紫杉醇联合化疗中调整药物剂量或更换药物是必要的。由于神经敏感性减低,患者需穿合适的鞋子,并特别警惕潜在的手足损伤。处理原则：早期发现，适当调整药物剂量，更换药物，对症处理。

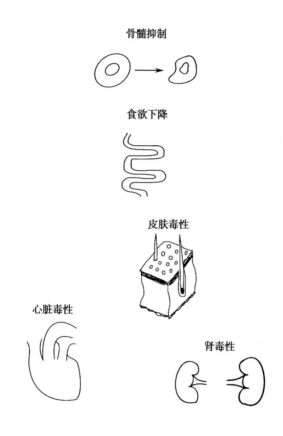

骨髓抑制

食欲下降

皮肤毒性

心脏毒性

肾毒性

 14. 妇科恶性肿瘤患者常用放射治疗方法有哪些

放射治疗（简称放疗）是妇科恶性肿瘤三大治疗（手术、

放疗、化疗)手段之一,多数适用于宫颈鳞癌任何一个期别的患者,其次适用于其他类型宫颈癌、子宫内膜癌、外阴癌以及阴道癌等手术后,针对某些高中危险因素需要补充放疗的患者。此外,晚期妇科恶性肿瘤失去手术机会,可通过放疗缓解肿瘤导致的大出血、疼痛等症状。经过治疗之后复发转移的妇科恶性肿瘤患者,癌灶孤立但又不具有手术和化疗的条件时,可考虑姑息放疗。少数子宫肉瘤也可以选择放疗。

妇科恶性肿瘤的放疗多数都需要体外照射联合腔内照射或根据病情选择任一种方式,极少数肿瘤还需要进行肿瘤组织间插植。体外照射是肿瘤放疗中最常用的主要治疗方式之一。体外照射一般是使用直线加速器发出放射线(图 1-1),经过一定空间距离,到达人体体表,穿过人体局部组织到达设定好的肿瘤部位。体外照射设定的基本原则是,照射野要包括肿瘤及周围一定范围内的区域及淋巴引流区域,照射剂量应尽可能提高肿瘤部位的放疗剂量,同时降低肿瘤周围正常组织受量,减少放疗副损伤。为此,在实施体外照射之前,要确定放疗方案及剂量,对肿瘤进行三维 CT 计算机扫描模拟定位,然后勾画出肿瘤靶区,确定肿瘤照射治疗范围及剂量,同时测定围绕肿瘤周围一定范围正常组织的放射剂量,然后实施照射治疗。体外照射方式还可以根据患者病情需要、病灶部位大小,设计个性化治疗方案,如三维适形放疗,调强适形放疗等技术,使放射治疗更加精准、更加合理。

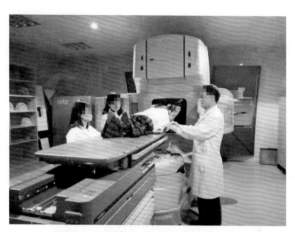

图 1-1 直线加速器体外照射治疗

　　在妇科恶性肿瘤放疗中,除了上述体外照射,还有一个非常重要的放疗方式——近距离腔内后装放疗,主要适用于治疗阴道、宫颈、子宫内膜局部癌灶,特点是局部剂量高,周围组织或器官剂量低。在提前设置好治疗计划(图 1-2)系统之后,由放疗专业医生和技术员给患者摆好体位,一般采用膀胱截石位,然后把施源器(即将来容纳放射源的容器)预先放置到自然腔隙,如阴道、宫颈或宫腔,然后再把可通过放射源的管道设备与施源器进行连接,检查无误之后医生和技术员离开机房,这时技术员在操作间,通过操作计算机系统将放射源自动从密封通道直接送入预先设定的位置,如阴道或宫腔等自然腔隙的施源器里进行治疗,这种治疗即为"腔内后装放疗"。目前常用的腔内放射源为铱 -192(图 1-3)或铯 -137,这种放射源使局部剂量高,只适合近距离照射。腔内照射按照设备所具有的功能,能够精准计算测量到达肿瘤部位的治疗剂量,同时可测量计算到达肿瘤及其周围正常组织器官,如膀胱、直肠受量，并尽力控制在相对低剂量，且器官能耐受的剂量范围，减少副作用的发生。另有一种技术叫组织间插植，适用于一些肿瘤，如盆腔、阴道旁等，其发生位置周围无自然腔隙，在常规放疗之后效果不佳，肿瘤未能得到有效控制，为使肿瘤局部达到治疗最大有效剂量，同时保护周围正常组织，根据癌灶的位置，提前做好治疗计划，治疗时可将施源器直接插植于肿瘤组织中进行照射，属于个性化治疗，针对不同位置的肿瘤和大小以及与周围组织的关系，设计放射剂量和组织间插植角度，使其达到肿瘤组织的有效放射剂量。

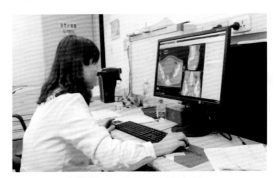

图1-2 制订治疗计划

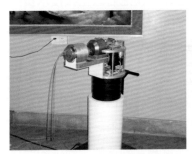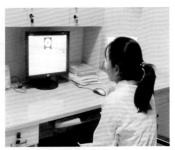

图1-3 铱-192 腔内后装治疗

妇科恶性肿瘤患者常见放疗副作用及如何应对

　　放疗的原则为最大限度杀灭肿瘤细胞,同时最大限度地保护正常组织和重要器官的受量,即尽可能提高疗效,降低并发症。为了减少放疗对心脏、肺脏、肝脏、肾脏及骨髓等器官功能的影响,需要选择规范的治疗手段、足够的照射剂量、均匀的剂量分布,以及个体化的放疗方案是实施放疗的基本要求。对于盆腔放疗而言,主要不良反应表现有:对骨髓的影响,导致骨髓造血功能障碍;对直(结)肠的影响,发生近期及远期放射性直(结)肠炎、腹痛等;对膀胱的影响,发生近期及远期放射性膀胱炎;对阴道的影响,可以造成阴道弹性降低、阴道狭窄,影响性生活等。如何降低放疗副作用取决于放疗靶区的精准设计及患者对放疗的耐受性。

　　针对放疗副作用的诊治,放射性直(结)肠炎是最常见的反应之一,常发生在患者全盆腔照射的第 3 周以后,为急性放射性直(结)肠炎,主要表现为腹部不适、腹部隐痛、大便次数增加、腹泻、肛门下坠感等肠道刺激症状,多为可逆性反应,停止放疗后症状缓解。处理原则:放疗期间注意进食清淡,进食易消化、少脂、少渣半流饮食,可减少消化道负担,同时注意腹部保暖等。腹泻严重者可给予止泻药以及收敛药物;腹痛者可酌情给予解痉药等,由专业医生根据严重程度决定是否继续放疗。放疗结束 2~3 年之后依然可以出现放射性直(结)肠炎,属于慢性,表现为突然出现便血、便频,伴或不伴腹部疼痛,严重者可导致贫血。一般对症处理,如止血、纠正贫血、止泻,严重者可以直肠保留灌注(应用止血、消炎、止泻等药物)。

放射性膀胱炎是放疗中及放疗之后常见的副作用。放疗可导致患者膀胱黏膜充血、水肿、溃疡、出血,继而出现尿频、尿急、尿痛、血尿等。急性反应大多数发生在放疗开始 1 周之后。处理原则:嘱咐患者放疗期间多饮水,勤排尿,保持外阴及尿道口清洁,防止逆行感染。若有泌尿系统感染、尿血、腹痛等症状出现,酌情给予抗感染、止血药及解痉治疗,由专业医生根据其严重程度决定是否继续放疗。放疗期间,出现轻度血尿,多数肉眼看不到,只有显微镜下可见,遵医嘱对症处理即可。慢性放射性膀胱炎多数发生在放疗之后的 1~2 年,甚至发生在放疗结束后 2~4 年,可出现肉眼血尿,严重者可出现顽固性出血性膀胱炎,导致严重贫血。可以根据严重程度,给予药物治疗或膀胱灌洗。一般具有自限性,到一定时间之后可以自行缓解。提醒大家,诊断放射性膀胱炎之前,一定要通过盆腹腔 CT 或磁共振,甚至膀胱镜检查,排除膀胱输尿管来源肿瘤或妇科原发肿瘤转移至膀胱等情况。

放疗虽然是局部治疗,但是也会引起不同程度的全身反应:放射野位置的设置,随着放射剂量的积累,患者会出现乏力、疲劳、食欲下降及头晕等症状。为了使放疗顺利进行,需嘱咐患者多休息,进食易消化的食物,避免生冷、辛辣刺激的饮食,生活规律,保证充足的睡眠。可酌情使用免疫增强剂、营养品及一些抗肿瘤辅助药品等来提高对放疗的耐受性。骨髓抑制往往发生在盆腔放射野范围,因为这种放射野里囊括了部分骨质及骨髓,所以当放疗达到一定剂量的时候,可能发生骨髓抑制。一般比化疗所致骨髓抑制要轻。多数表现为血白细胞减少,严重者血小板减少。一般给予升白、升血小板治疗后可以缓解症状。肠梗阻是放疗期间少见的并发症,放疗期间如果出现腹部绞痛呈间歇性或伴恶心、呕吐、不排气、不排便等明显症状,且不缓解者即刻就诊。处理原则:需要患者禁食水、胃肠减压、建议综合性医院治疗。如果保守治疗无效,必要时可手术。卵巢对放射线极为敏感,2~3Gy 的照射剂量即有可能导致永久性不孕,为常见的放射损伤。目前各指南推荐的标准卵巢保护方式是卵巢移位术,卵巢移位可以通过手术(常与宫颈癌根治性手术同时进行)或放疗前通过腹腔镜完成。通常将卵巢移位到结肠旁沟,尽量远离放射野,避开射线照射。移位后大约 50% 的患者能维持满意的卵巢功能水平,治疗失败的主要原因为放疗散射线对卵巢的损伤以及移位术后卵巢血供障碍。此外,卵巢组织冻存与移植技术是近年来应用于临床的新技术,其疗效有待观察。

放射性肠道损伤与患者肠管是否有粘连、肿瘤浸润或放疗剂量不耐受等情况有一定的关系,可导致肠穿孔、肠瘘的发生。预防这一情况的发生可以使用相关药物,比如:氨磷汀减少黏膜炎症的发生。正处于临床前研究药物:富含谷氨酰胺 / 精氨酸的饮食、益生菌、奥曲肽、卡托普利、维生素 E 类似物、粒细胞集落刺激因子、维生素 P 类药物等。

放射性膀胱损伤与膀胱放疗剂量不能耐受、膀胱炎症反应有关。在接受近距离腔内放疗的患者,每次治疗前 30 分钟膀胱内灌注透明质酸,可以显著降低急性膀胱炎的发生率。另外盆腔放疗剂量及分布要合理。

16. 放化疗期间患者应有哪些注意事项

放疗和化疗都是妇科恶性肿瘤治疗中不可缺少的重要手段。妇科恶性肿瘤常需要放化疗联合治疗,常用的有三种形式:放化疗同步进行、放疗与化疗序贯进行、"夹心疗法"。无论哪一种形式的联合,在治疗期间一定要注意放化疗副作用的叠加或加重,必要时适当减剂量,甚至中断治疗。在放化疗期间主要有如下几点要注意。

(1)放化疗对任何患者都存在各种各样的风险,治疗前要按照患者身体情况进行全面评估,应严格按照评分体系治疗,如卡氏评分 >60 分才可以化疗。放化疗并不是治疗肿瘤的万能方法,若患者本身确实存在明显的不能耐受放疗和化疗的情况,勉强放化疗可能会导致严重放化疗副作用,影响后续治疗。

(2)放化疗联合治疗时要注意各种副作用的发生或叠加,甚至加重。治疗中一定要注意定期监测相关化验指标,如血常规中白细胞、血小板及心脏、肝脏、肾脏、肺脏等功能变化。如果出现比较常见的严重骨髓抑制、肝肾功能异常改变以及明显心悸、胸闷不适,需要立即停止治疗,积极处理,及时对症治疗。其实更要重视的是以预防为主,尽量避免上述严重反应的发生。

(3)在放化疗过程中容易出现食欲下降的情况,仅依赖于静脉补充营养,患者的能量供应并不能得到有效满足,对于疾病恢复十分不利。为帮助患者恢复消化功能、增加食欲,鼓励患者尽量自主进食。针对严重呕吐者需要对呕吐次数、颜色、量等密切观察,积极止吐、补充电解质及营养支持治疗;针对肝功能损害患者,需严格按照少食多餐的原则,食用易于消化且富含营养的食物,同时给予护肝预防性治疗。

(4)放化疗期间多数会出现大小便频数,甚至血尿、便血等情况。因此要多注意患者大小便情况的变化,有无尿急、尿痛、血尿、尿路感染以及便血、腹泻、腹痛等情况。定期复查尿常规、便常规,有异常者及时处理。

(5)消化道毒副作用在一定程度上与患者的自我不适感紧密相连,因此有必要做好患者的饮食护理工作管理。患者日常饮食应以清淡为主,少油腻、辛辣、刺激食物,严格按照少食多餐的原则进食。根据个体情况,多食用易于消化、纤维素少的半流质食物,忌辛辣、生冷、油腻、刺激、过硬的食物,适当补充含蛋白质、铁、维生素丰富的食物,如新鲜蔬菜、水果、桂圆、阿胶、动物肝脏、瘦肉等。针对消化不良、腹泻、食欲下降的患者可辅助食用大枣、白扁豆、薏米等健脾养胃的食物;针对长期营养摄入障碍、放化疗反应比较严重的患者,可采用胃肠外营养改善其身体状况。

(6)放化疗期间患者可能会感到全身疼痛不安,会出现焦虑、抑郁、失眠等症状,有些甚至会出现拒绝治疗的心理状态。这时建议家人及朋友多与患者交流,加倍关心体贴,保持患者心情舒畅,可适当外出活动改善睡眠。如果出现严重心理障碍,酌情请心理医师协助治疗。

 ## 什么是妇科恶性肿瘤的靶向治疗

分子靶向治疗是指在细胞分子水平上,针对已经明确的致癌位点设计的相应的治疗药物,靶向药物进入体内会特异地选择该致癌位点,与其相结合发生作用,使肿瘤细胞特异性死亡,而不会波及肿瘤周围及身体其他部位的正常细胞,所以分子靶向治疗又被称为"生物导弹"。目前作用于 *BRCA* 基因突变的靶向药物,如奥拉帕利,是食品药品监督管理局(Food and Drug Administration,FDA)批准的一种多腺苷二磷酸核糖聚合酶(poly ADP-ribose polymerase,PARP)抑制剂,为卵巢癌铂类敏感型复发卵巢癌、*BRCA* 基因突变患者的维持药物。此外,还有一类靶向治疗,是基于所有实体恶性肿瘤的生长有赖于新生血管的营养供应得以发生发展的原理发挥治疗作用。妇科肿瘤与其他实体肿瘤一样,因此,阻断肿瘤新生血管形成是抑制肿瘤生长的一种靶向治疗策略。血管内皮生长因子(vascular endothelial growth factor,VEGF)是促进血管生成的主要生长因子,靶向作用于 VEGF 的药物叫做

VEGF 抑制剂，如贝伐珠单抗，通过抑制 VEGF 达到阻断供应肿瘤的血管生长，从而把肿瘤"饿死"，达到治疗肿瘤的目的。在多种实体恶性肿瘤的临床治疗中疗效肯定，近年来在妇科肿瘤治疗方面已广泛应用。

在妇科恶性肿瘤治疗中，卵巢癌的发病率有上升趋势，其死亡率相对较高，卵巢癌的治疗主要是手术和化疗，但是对于复发性、转移性卵巢癌患者的治疗非常棘手。分子靶向治疗为卵巢癌的治疗指引了新的方向。目前作用于 *BRCA* 基因突变的靶向药物，如奥拉帕利，作为铂类敏感型卵巢癌复发、*BRCA* 基因突变患者的维持药物在临床上已经广泛应用，并已经能够看到延长患者生存的效果。此外，贝伐珠单抗单药或者还可以联合化疗药物对于初治晚期或复发、转移的卵巢癌具有很好的治疗效果。靶向治疗已经成为治疗卵巢癌的重要治疗手段之一，让众多卵巢癌患者延长了生存的希望。对于复发或转移性宫颈癌、子宫内膜癌等，应用血管生成抑制剂，如贝伐珠单抗等也有同样的效果。

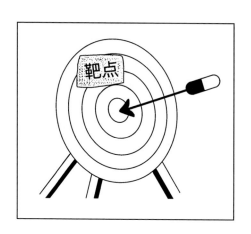

18. 什么是妇科恶性肿瘤的免疫治疗

妇科恶性肿瘤的治疗除了手术、放疗、化疗之外,近年来对晚期复发转移的肿瘤患者开展了靶向治疗,如前所述,为一些患者延长生存期。同时免疫治疗也是近年来开展的一种新的治疗手段,可用于晚期、复发、转移及难治性的肿瘤患者。在正常情况下,人体免疫系统可以识别并清除人体微环境中的肿瘤细胞,但肿瘤细胞为了生存和生长,能够采用不同策略使人体的免疫系统受到抑制,从而不能正常的杀伤肿瘤细胞,使肿瘤细胞可以在抗肿瘤免疫应答的各阶段得以逃逸并幸存。那么肿瘤免疫治疗就是恢复机体正常的抗肿瘤免疫反应,控制并清除肿瘤细胞。目前肿瘤免疫治疗的方法很多,但是用于妇科恶性肿瘤的免疫治疗仅少数用于临床,多数尚处于临床试验阶段。如抗 PD-1 治疗,可用于铂耐药复发卵巢癌、复发子宫内膜癌以及复发宫颈癌患者的治疗。

目前肿瘤免疫治疗主要包括以下 4 大类:

第一类,非特异性免疫调节剂:该类治疗无特异性,治疗效果尚无临床证据,无法评估。主要包括一些细胞因子,如干扰素和白介素。

(1) **干扰素**:干扰素 -α(interferon-α,IFN-α)是机体免疫细胞产生的一种细胞因子,是机体受到病毒感染时,免疫细胞通过抗病毒应答反应而产生的一组结构类似、功能接近的低分子糖蛋白。干扰素在机体的免疫系统中起着非常重要的作用,干扰素有很多亚型,其中临床上应用最广泛的一类干扰素亚型是 IFN-α。多用于卵巢癌的辅助治疗,治疗途径以腹腔灌注为佳,IFN-α 腹腔灌注较多用于已取得满意效果的卵巢肿瘤细胞减灭术或复发转移的患者。

(2)**重组细胞因子**:应用基因工程实验技术,将细胞因子蛋白分子重组成一种融合蛋白分子,可发挥多种细胞因子功能,杀伤肿瘤细胞。

第二类,肿瘤疫苗:用于肿瘤的特异性免疫治疗,其作用可加强和提高机体自身功能和识别肿瘤抗原能力、避免肿瘤逃避免疫监视、启动自身主动的生理免疫抗瘤能力,达到减少癌变发生、消除手术残留癌灶、防治肿瘤转移复发、提高肿瘤治愈率、延长存活期及提高生存质量的目的。其中治疗性疫苗主要是以 HPVE6 和 E7 为靶点,如 DNA 疫苗、重组载体疫苗等,目前尚未在临床上使用,但是有多项临床试验正在进行中,如宫颈癌治疗性疫苗,多数处于 Ⅰ 或 Ⅱ 期临床试验阶段,尚未获得批准用于宫颈癌的临床治疗。

第三类,过继细胞免疫疗法:将体外激活或基因修饰后的免疫细胞扩增,获得足量具有抗肿瘤活性的免疫细胞,然后输入肿瘤患者体内,以放大肿瘤患者体内的细胞免疫功能。人体免疫系统包括先天性免疫和获得性免疫,先天免疫系统细胞包括:肥大细胞,吞噬细胞(巨噬细胞、中性粒细胞、树突细胞),嗜酸性粒细胞和嗜碱性粒细胞,自然杀伤细胞。获得性免疫系统包括：淋巴细胞(T 细胞和 B 细胞)，T 细胞可分为：CTL 细胞、Treg、Th 和 Tm，过继免疫治疗就是应用获得性免疫系统的细胞。过继免疫治疗包括四代，第一代：淋巴因子激活的杀伤细胞(lymphokine-activated killer cell，LAK cell)和肿瘤浸润淋巴细胞(tumor infiltrating lymphocyte，TIL)；第二代：细胞因子诱导的杀伤细胞(cytokine-induced killer，CIK)；第三代：树突状抗原呈递细胞(dendritic cell，DC)刺激细胞因子诱导的杀伤细胞(Dendritic Cell-Cytokine Induced Killer，DC-CIK)；第四代：靶向肿瘤 T 细胞受体(T cell receptor，TCR)或者嵌合抗原受体(Chimeric Antibody Receptor Engineered，CAR)，特异性强。目前均尚未进入临床应用，其中一些在做临床试验，其疗效尚在观察中。

　　第四类，抗体免疫治疗：免疫检查点是免疫系统中的调节分子，在免疫耐受、肿瘤免疫逃逸中发挥着重要作用。根据其发挥的作用，分为刺激性免疫检查点(正性调节分子)和抑制性免疫检查点(负性调节分子)。目前抑制性免疫检查点有多种，包括：①细胞毒性 T 淋巴细胞 4(Cyto-Toxic T-Lymphocyte Associated Antigen-4，CTLA-4)；②程序性死亡蛋白 1 及配体(Programmed Death-1，PD-1 及 Programmed Death Ligand-1，PD-L1)(应用广泛，已在宫颈癌中获批应用)；③ T 细胞激活抑制物免疫球蛋白可变区结构域(VISTA)；④ T 淋巴细胞免疫球蛋白黏蛋白 -3(TIM-3)；⑤ B7 家族成员 B7-H3(B7-H3)；⑥淋巴细胞活化基因 3(*LAG-3*)；⑦吲哚胺 2,3- 双加氧酶 1(IDO1)。目前多数处于临床试验中。

 19. **妇科恶性肿瘤患者治疗中或治疗后可否配合中医治疗**

在临床上，多数妇科肿瘤患者在规范的手术、放化疗中或者治疗结束之后，都要去找中医，吃中药配合治疗，认为不吃中药放化疗副作用就大，或认为肿瘤治疗之后复发得快。其实，到目前为止，中医药治疗妇科恶性肿瘤的效果尚待明确。但是比较肯定的是患者在手术之后的康复过程中，或在放化疗期间或治疗结束之后，使用中医中药对患者身体有一定的调理作用，特别是对于改善患者的一些不适症状具有一定的效果，不可否认其可以作为一种辅助治疗的选择。但是妇科恶性肿瘤患者应该根据中医肿瘤专业的医生建议，酌情服用中药改善身体状况，不可盲目使用。

中医中药的治疗主要用于以下几个方面：

（1）**围手术期的辅助治疗**：在一定程度上可以预防和减少围手术期并发症和手术后并发症的发生。比如术前患有的一些慢性疾病，长期服用中药调理，如睡眠不佳、食欲下降等。手术之后促进胃肠功能、膀胱功能的恢复，可以服用中药或针灸治疗调理。

（2）**放疗、化疗期间的辅助治疗**：其一，可以辅助应对放疗、化疗治疗期间所伴随的胃肠道症状、轻度骨髓抑制等副作用,有效提高患者对放化疗的耐受性,以辅佐放疗、化疗的顺利进行;其二,可以调节患者在放疗和化疗过程中身体的不适感,从而提高患者对放化疗的耐受性;其三,通过扶正祛邪的方法,在放疗和化疗过程中辅助提高患者抗肿瘤能力。

（3）术后或放疗、化疗后的中医调理作用:因人而异,对于一些患者因为手术创伤或放化疗副作用的影响,可能有各种不适感,比如失眠、乏力、食欲下降、大小便习惯的改变或更年期症状等。中医药可以在一定程度上改善患者的诸多不适症状,能改善患者的生活质量,但是一定要除外器质性病变。

在临床实践中,中医中药的治疗需要在中医专业医生的辨证论治原则的指导下给予治疗,切莫擅自使用偏方或找游医治疗。如果出现复发转移情况切莫继续中医治疗,谨防病情延误。

20. 如何进行妇科恶性肿瘤的内分泌治疗

有些妇科恶性肿瘤与女性内分泌紊乱相关,曾经被称为"男性化瘤"和"女性化瘤"的卵巢性索间质肿瘤,如颗粒细胞瘤、卵泡膜细胞瘤、支持间质肿瘤等,属于激素依赖性肿瘤。这些肿瘤自身可以产生雌激素、孕激素或雄激素,可并发子宫内膜癌。此外,常见的子宫内膜样癌的发生也与患者自身内分泌的失调,或长期应用激素类药物的作用有关。鉴于上述内分泌与肿瘤的相互关系,形成了一种新的治疗学模式,即肿瘤内分泌治疗学。治疗方式可以通过药物或手术进行。在生殖内分泌和妇科肿瘤的相互关系中,应尤其重视卵巢对年轻女性的内分泌作用,因为卵巢是女性生殖内分泌的"轴心",对生长、发育、生育、健康生活起着关键作用。首先,对于患有卵巢肿瘤的患者,要全面考虑肿瘤的性质、期别、单侧或双侧以及受累程度加以区别处理。对年轻早期卵巢肿瘤患者,在手术治疗肿瘤前要进行全面评估,在确保治疗效果的同时尽量保留卵巢内分泌功能,比如保留部分卵巢的手术,需要专业医生根据具体情况,与患者及家属进行全面沟通交流后再确定;对年轻早期宫颈癌患者手术中保留卵巢以及年轻晚期宫颈癌患者放疗前行保留卵巢的手术并进行卵巢移位或同时进行卵巢组织冻存 + 移植;对年轻早期子宫内膜癌有强烈生育要求的患者,在全面充分评估之后可进行高效孕激素保守治疗,并严密随访,同时进行助孕治疗;若年轻早期子宫内膜样癌患者需要切除子宫者可以根据病情进行卵巢的保留;对晚期或复发转移子宫内膜癌患者也可以用高效孕激素进行挽救治疗。促性腺激素释放激素激动剂(GnRH-a)或拮抗剂(GnRH-ant)可以用于早期子宫内膜癌患者的辅助或联合治疗。高效孕激素还可以用于晚期卵巢癌患者化疗期间增加食欲,改善生活质量的作用。此外,有研究证明,口服避孕药对于卵巢上皮性癌的发生有一定的预防作用。最近的资料显示,应用二甲双胍对于子宫内膜癌和乳腺癌均有一定的预防作用。GnRH-a 应用于年轻肿瘤患者,包括乳腺癌、白血病等化疗前的卵巢保护性治疗,但是一定要在专科医师的指导下全面评估后使用,并严密随诊。

21. 妇科恶性肿瘤患者规范治疗之后如何就诊及随访

　　首先当患者因某些症状,如绝经后出血、腹部包块或可疑某种妇科恶性肿瘤时,一定要到正规医院,根据自己的症状选对就诊科室,同时要了解就诊专家主诊主治方向,接受规范的诊断和治疗,这样就会减少不必要的周折。首诊医生会根据你的病情及时完善肿瘤相关化验检查,并根据检查结果给予初步诊断,制定规范治疗方案。在此过程中,主诊医生应与患者有良好的病情沟通,全面评估患者病史、家族史、肿瘤相关化验检查以及诊治方案等。如果是疑难病例,需要多学科专家会诊,使诊断更加明确,治疗更加规范化、个体化。告知患者肿瘤治疗过程中可能存在的风险、治疗后的随访以及预后。当按照计划完成治疗之后,仍然要进行全面评估,确保病情得到全面控制或缓解,以及是否需要后续治疗,并要在主诊医生指导下根据患者病情确定后续治疗或随访计划。所有恶性肿瘤随诊的基本原则应该是长期定期复查,即终身随访。这样可以及时监测并发现病情变化,除此之外,还要给出患者健康处方,建议患者在日常生活中根据自身情况,注意适当活动、增强抵抗力、改善生活习惯；饮食方面尽量避免食用辛辣、生冷、过热、变质以及过咸的食物，多吃一些有利于健康的食品；建议患者保持心情愉悦以及规律生活。随访间隔时间应根据患者个体化以及自身情况来确定。一般晚期卵巢癌手术＋化疗之后 2 个月复查 1 次，宫颈癌和子宫内膜癌在治疗之后第 1 年每 3 个月复查 1 次，第 2~3 年每半年复查 1 次。之后根据病情半年到 1 年复查 1 次。要遵医嘱，定期复查，终身随访。同时建议患者如有不适，尤其出现原发肿瘤相关症状，一定随时就诊。

第二章

宫颈癌及其癌前
病变问题

22. 什么是宫颈癌前病变

通常认为癌前病变是癌症到来的前兆,具有一定的癌变潜能,即发展为癌症的风险较高,但并不是已经患癌症了,此时需要及时治疗,否则有一定比例的患者会继续发展成为癌症。宫颈癌是原发于宫颈部位的恶性肿瘤,至今仍是女性生殖系统恶性肿瘤中的头号杀手。宫颈在癌变之前,甚至在早期癌阶段,多数患者没有症状,大多为体检时发现,少数患者可能出现一些异常症状,如白带异常、同房后少量出血,但往往不会引起重视。这时如果到医院检查,明确诊断,积极治疗,是可以防止癌变的。

宫颈癌前病变的诊断通常需要几个步骤(图 2-1),一般是在体检或有上述不适症状时首先行宫颈癌筛查,如宫颈脱落细胞学检查和 / 或 HPV 高危型检测,异常者再通过专业医生进行阴道镜指导下宫颈和阴道可疑病变部位活检,然后经过病理科技术人员对活检标本进行一系列处理,制成切片之后,由病理科医生在显微镜下做出诊断。从病理学角度讲,宫颈癌前病变,包括高级别鳞状上皮内病变(high-grade squamous intraepithelial lesion,HSIL)和高级别宫颈腺上皮内瘤变(high-grade cervical glandular intraepithelial neoplasia,HCGIN),其中 HSIL 包括宫颈上皮内瘤变(cervical intraepithelial neoplasia,CIN)Ⅱ～Ⅲ级,HCGIN 包括宫颈腺上皮内瘤变(CGIN)Ⅱ～Ⅲ

级。此外,低级别鳞状上皮内病变(low-grade squamous intraepithelial lesion, LSIL),等同于 CIN Ⅰ,通常是人乳头瘤病毒(human papilloma virus, HPV)感染引起的,因为自我消退率高,在 HPV 消退后,CIN Ⅰ即消失,所以 CIN Ⅰ不属于宫颈癌的癌前病变。

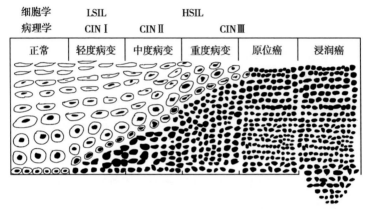

图 2-1 正常宫颈 -LSIL-HSIL- 宫颈浸润癌病理模式图

宫颈癌前病变的病因尚不清楚,但是目前公认与高危型 HPV 持续感染密切相关,归纳相关因素如下。

(1)**高危型 HPV 持续感染**:95% 的宫颈癌前病变患者高危型 HPV 阳性,目前在临床上针对高危型 HPV 检测,主要有 14 个亚型,而且 HPV 持续感染 2 年及以上者仍然没有消退者更要注意随访、检测。

(2)**宫颈部位有创伤病史**:宫颈部位出现的裂伤、糜烂样改变都是引发宫颈癌前病变的因素。导致上述症状的原因有很多,如患者生育过早,生育次数较多,都会导致宫颈部位出现创伤,增加 HPV 感染的机会,导致宫颈癌前病变发生概率的提高,而这些病变也是引发宫颈癌变的原因之一。

(3)**性行为**:性生活是导致 HPV 感染的主要原因之一,如:初次性交年龄较小(18 岁之前)、多个性伴侣或性伴侣又有多个性伴侣、不注意性生活卫生等。以上不良的性生活会使各类细菌、病菌、HPV 进入生殖道,在宫颈或阴道部位诱发感染。

(4)**不洁卫生习惯**:女性生殖道及生殖器官解剖较为特殊,阴道与外界交通,呈开放状态,但是阴道有一定的自我防御能力,可避免各种有害病菌进入体内。当人体抵抗力低下或月经期的时候,有些病菌相对容易进入阴道,深入到宫颈部位,从而导致炎症,甚至肿瘤的发生。因此保持阴部的卫生和清洁、提高机体免疫力非常重要。如果平时不注意卫生,如:不及时更换内裤、清洗阴部;月经期间不及时更换卫生巾或护垫,包括有些女性长期使用护垫等不良卫生习惯,容易导致各种病菌侵入,尤其月经期是十分脆弱的阶段,因此,经期卫生一定要重视。

23. 宫颈癌及宫颈癌前病变与 HPV 感染的关系

HPV 广泛存在于人体的表皮与黏膜组织。目前大约已经鉴定出 100 多个亚型的 HPV,其中在我国女性中常见高危型 HPV-16、18、31、33、45、52、56、58 等与宫颈癌及癌前病变发生密切相关。在 30 岁以下(18~28 岁)的年轻妇女中 HPV 感染的比例约 4%~15%,但是多数的感染是"一过性"的,即多数可以经过 1~2 年内自然消退,不导致宫颈病变。如果高危型 HPV,尤其 HPV-16、18 两个亚型持续感染(这两个型别大约占到宫颈癌患者的 70%),且超过 2 年仍然没有被清除,有可能增加宫颈癌和癌前病变的风险。所以要重视持续高危型 HPV 感染的患者,尤其是 HPV-16、18 两个亚型。对于只存在高危型 HPV 感染的女性,尽管未发生宫颈病变也一定要遵医嘱定期随访。

　　HPV 感染是宫颈癌和宫颈癌前病变的重要致病因素,99.7% 的宫颈癌患者中都存在高危型 HPV 感染。其主要传播方式为性传播,女性 HPV 的感染率高于男性,在有性生活经历的女性的一生中,80% 的概率可能发生过 HPV 感染。因为大部分感染者无临床症状,而且多数可在 10 个月左右自然消退。其中只有约 10% 的女性可能发生 HPV 持续感染状态,极少数的女性最后导致宫颈癌前病变,甚至宫颈癌。因此,高危型 HPV 感染是宫颈癌前病变及宫颈癌发生发展的必需因素,应该引起重视。

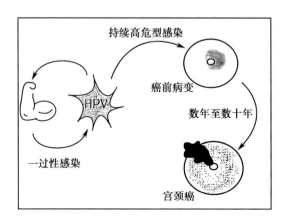

24. 哪个年龄段女性不需要进行 HPV 筛查

国际权威指南(美国阴道镜及宫颈病理学会)指出,年满
21 岁女性(有性生活者)应该开始进行宫颈细胞学筛查,小于
29 岁的妇女不推荐进行 HPV 初筛,而应首选细胞学筛查,原
因有两个。

第一,小于 29 岁年龄段的妇女 HPV 感染率最高,而且大
部分女性会在 2 年内自行清除病毒,因此导致宫颈癌前病变
和宫颈癌的可能性相对较小。

第二,宫颈癌多发生于 40 岁以上的妇女,多数是从持续
性高危型 HPV 感染发展而来的,且由癌前病变发展成为宫颈
癌需要较长时间。

基于 HPV 检测灵敏度提升,美国预防服务特别工作组批
准对年龄 30~65 岁的妇女进行 HPV 初筛。

文献报道从宫颈癌前病变发展为宫颈浸润癌需要 10~15
年,但大约有 25% 的患者在 5 年内有发展为宫颈浸润癌的可
能。因此,对于小于 25 岁的女性,不宜进行 HPV 检测,避免
因一过性(即暂时性)的 HPV 感染导致不必要的心理负担和
过多的卫生经济学负担。

但是,遇有一些情况一定要筛查 HPV,如宫颈细胞学筛查

提示异常：ASC-US、LSIL 或 HSIL 等，不用考虑哪个年龄段，都建议要行高危型 HPV 检测。

25. HPV 疫苗种类有哪些

目前上市的 HPV 疫苗是一种预防性疫苗，即用于健康人，预防因 HPV 感染导致相关肿瘤（如宫颈癌、阴道癌）的疫苗，包括二价、四价和九价疫苗，其不同点主要是不同价的疫苗针对不同的 HPV 亚型感染起作用的。HPV 疫苗与其他疫苗一样，也会产生不良反应，但并不会比其他疫苗更加严重。

目前在我国上市的三种疫苗适用年龄和作用：二价疫苗能预防 HPV-16、18 两个亚型感染，适用于 9~26 岁的女性，可预防 70% 的宫颈癌，四价疫苗能预防 HPV-16、18 两个高危亚型感染，同时还可以预防 HPV-6、11 两个低危亚型感染，适用于 20~45 岁女性，特点是除了预防 HPV-16、18 两个亚型感染之外，还可以预防由 HPV-6、11 两个低危型感染导致的生殖道湿疣（预防 90% 的尖锐湿疣）；而九价疫苗包含了 HPV-16、18、31、33、45、52、56 七个高危型亚型和 6、11 两个低危型亚型，可预防 90% 的宫颈癌、85% 的阴道癌、80% 的宫颈癌前病变以及 90% 的尖锐湿疣。表 2-1 所示三种疫苗适用人群、接种时间、功效及其副作用。

表 2-1　三种疫苗适用人群、功效、用法及副作用

疫苗类型	二价 （Cervarix）	四价 （Gardasil-4）	九价 （Gardasil-9）
能预防的 HPV 亚型	16、18	6、11、16、18	6、11、16、18、 31、33、45、52、 56
适用人群	推荐 9~45 岁女性	推荐 20~45 岁 女性	推荐 16~26 岁女 性（逐步扩展到 45 岁）
接种时间 （月）	0、1、6	0、2、6	0、2、6
功效	可预防 70% 宫颈癌	可预防 70% 宫 颈癌和 90% 尖 锐湿疣	可预防 90% 宫 颈癌,85% 阴道 癌,80% 宫颈癌 前病变,50% 低 级别宫颈病变以 及 90% 尖锐湿 疣,95% 肛门癌。
副作用	局部不良反应: 红 肿、疼痛、多为轻度; 全身不良反应: 头 痛、眩晕、发热、疲劳、 肌痛及过敏反应等。	同左	同左
上市时间	2007 年	2006 年	2014 年
产地	英国	美国	美国
中国批准	可以	可以	可以

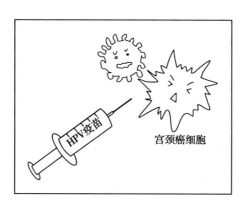

宫颈癌细胞

HPV疫苗

 26. 宫颈癌前病变发展为宫颈癌需要多长时间

　　这是大家非常关注的一个问题。在临床上,最常见的宫颈癌前病变是高级别鳞状上皮内病变(HSIL),包括宫颈上皮内瘤变(CIN)Ⅱ~Ⅲ级。在发生宫颈癌前病变之后,距离宫颈癌到底还有多远呢? 这一点其实是因人而异的。从理论上讲,从宫颈癌前病变发展到宫颈癌是一个渐进的演变过程,时间可以从数年至数十年,多数在几年内病变会进展,还有一些会在十几年以后病变进展,这与患者自身因素、高危型 HPV 持续感染、机体免疫力、日常生活习惯、患者心情及疾病内在的因素等有关。可见,在宫颈癌前病变阶段是有充足的时间可以控制癌变发生的。尽管癌前病变中有少数情况可以逆转,但是也绝对不能抱着侥幸心理,并应引起重视,通过相关检查、准确诊断和积极治疗来预防和控制病情,避免进一步发展成宫颈癌。因此,患者一旦诊断宫颈癌前病变之后不要恐慌,要以积极的心态去接受治疗,并且治疗之后遵医嘱定期随访。有研究表明,在宫颈癌前病变中,CIN Ⅱ 如果不治疗,有约 4% 的患者发展为宫颈浸润癌,CIN Ⅲ 如果不治疗,则有大于 12% 的患者会发展为宫颈浸润癌。所以一旦发现宫颈癌前病变,积极治疗是非常必要的。

了解宫颈上皮内病变的转归,即各级 CIN 病变有逆转为正常,持续不变和进展三种归宿。可以知道,随着病变级别的上升,逆转的可能性降低(见表 2-2)。

表 2-2　CIN 的转归　　　　　单位:%

CIN 的转归			
CIN 分级	病变消退 / 逆转	病变持续	进展为 CIN Ⅲ	进展为浸润癌
CIN Ⅰ	60	30	10	1
CIN Ⅱ	40	40	15	4
CIN Ⅲ	33	55	N/A	>12

27. 宫颈癌前病变的治疗方法有哪些

宫颈癌前病变的治疗方法的选择,主要取决于以下因素:宫颈上皮内病变的级别,即严重程度、病变范围、患者年龄、对生育的要求、治疗后是否具有随诊条件、就诊医院的医疗水平以及设备条件等。治疗前必须在阴道镜指导下宫颈多点活组织检查和宫颈管内诊刮,得到病理结果予以证实,但是这个病理诊断不是最终的结果,因为多点活检有一定的局限性,估计准确率在 85% 左右。治疗方法主要有破坏性治疗和切除性治疗两种方法。前者为损毁受累的宫颈病变组织,包括冷冻、激光、光动力等技术,适用于阴道镜检查满意的患者,并排除宫颈浸润癌、宫颈管诊刮无异常、无宫颈腺上皮细胞异常的患者。后者为切除受累的宫颈病变组织,可以获得完整的宫颈病变组织病理,包括冷刀锥切术(cold knife conization,CKC)、环形电刀切除术(loop electrosurgical excision procedure,LEEP)、宫颈移行区大范围环切除术(large loop excision of transformation zone-conization,LLETZ)等手段。

宫颈锥切术是目前处理宫颈癌前病变的主要处理方式,具有进一步明确诊断和治疗的双重作用,包括宫颈环形电切除术和宫颈冷刀锥切术。简而言之,就是呈圆锥形切除部分宫颈组织。宫颈锥切的目的主要是对宫颈活检初步诊断为宫颈癌前病变(CIN Ⅱ、Ⅲ)的患者,为进一步排除宫颈浸润癌,同时又可以起到治疗 CIN Ⅱ、Ⅲ 的目的。

轻度宫颈低度上皮内瘤变(CIN Ⅰ)大约 60% 可自行消退,30% 保持不变,只有不到 10% 病变会进展。因此,不属于宫颈癌前病变,CIN Ⅰ 的处理趋于保守,可定期 6 个月行细胞学和 6~12 个月 HPV 检测,随访观察,如连续两次 HPV DNA 检测阴性,或细胞学无异常,则继续常规随访;若高危型 HPV 阳性,或细胞学提示至少为不典型鳞状细胞,应该进行阴道镜检查进一步明确诊断。CIN Ⅰ 持续 2 年以上,可行物理治疗或 LEEP 切除术。

CIN Ⅱ 有约 40% 的病变可自行消退,30% 的病变保持不变,20%~30% 的病变会进展为 CIN Ⅲ。对阴道镜下观察满意、病变较局限者可选择物理治疗或 LEEP 术。病变广泛或伸入宫颈管超出阴道镜检查范围,宜采用 CKC 术。

　　CIN Ⅲ 中有不到 30% 的病变自行消退,而超过 12% 的病变会进展为浸润癌,故对于 CIN Ⅲ 的处理不建议行物理治疗。对于阴道镜观察满意,病变局限或延伸入宫颈管较浅时,可选择 LEEP 术或 CKC 锥切术。对于病变较广泛或可疑宫颈早期浸润癌,应选择 CKC 锥切术。宫颈 CKC 能完整切除宫颈组织(宫颈深度达 2~2.5cm)供病理检查,可以较为全面地反映宫颈及宫颈管内的情况。通过评估锥切边缘及锥顶(内切缘)是否阳性,了解锥切是否切净病变组织,防止漏诊早期宫颈浸润癌。对于 CIN Ⅲ 的治疗,一般不主张直接进行子宫切除术,但是如果宫颈萎缩明显,锥切手术困难时,为排除宫颈浸润癌,也可直接选择扩大的子宫切除术。

　　CIN Ⅲ 锥切后切缘阳性率约为 4.1%~41.0%,对于切缘阳性患者是否需要再次手术仍存在争议。有研究认为,切缘阳性是 CIN 复发和持续性存在的高危因素,60%~82% 切缘阳性者同时有病灶残留,尤其是宫颈管组织的切缘阳性,复发率达 25%~50%。因此,对于锥切切缘为 CIN Ⅲ 且强烈要求保留生育功能者可暂不补充手术,但需密切随访;如随访过程中宫颈细胞学、阴道镜和组织学检查出现异常时,需再次手术治疗,以防止复发或进展为宫颈浸润癌。对切缘为 CIN Ⅰ、Ⅱ 的患者可通过细胞学阴道镜随访进行病情监测。

宫颈冷刀锥切术&LEEP术

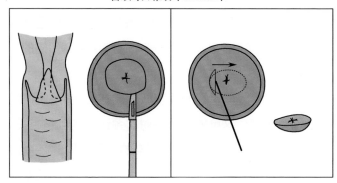

 28. 导致宫颈癌发生的原因有哪些

　　目前公认高危型 HPV 持续感染是导致宫颈癌和癌前病变的主要原因,在宫颈癌患者中 99.7% 存在高危型 HPV 感染,其自然发病过程是从低级别宫颈上皮内病变发展到高级别宫颈上皮内病变,即癌前病变,再发展到宫颈浸润癌的发生发展过程。与宫颈癌密切相关的行为因素还有:初次性生活过早(小于 18 岁)、生育过多、男方或女方多个性伴侣、营养不良、免疫因素、吸烟等。

　　(1)HPV 感染:HPV 是一种小双股环状 DNA 病毒,目前鉴定出 100 多个不同亚型的病毒,主要侵犯人体皮肤、黏膜的鳞状上皮。在临床上依据致癌性,分为高危型和低危型,其中高危型主要包括 HPV-16、18、31、33、45、52、56、58 等,其中HPV-16、18 与宫颈癌的发病率更为密切。有研究表明,HPV-16型多见于宫颈鳞癌,占到 60%,而 HPV-18 型多见于宫颈腺癌,占到10%。

(2)**性行为**:研究显示,宫颈癌的发生与性生活、婚产因素相关,并提出初次性交年龄过早、多个性伴侣与宫颈癌的发生也密切相关。

(3)**多产次**:随着足月分娩次数的增加,宫颈浸润癌的发生危险性也升高。这可能与分娩对宫颈造成的创伤有关,即宫颈的创伤会增加高危型HPV感染的风险。同时还发现妊娠期妇女HPV检出率高于非妊娠期,可能与妊娠期妇女免疫力低下有关,增加了病毒的活性,产后多能自然消退。

(4)**吸烟**:随着近年来对宫颈癌的深入研究,宫颈癌的潜在影响因素发生了一些调整。研究显示,吸烟者宫颈鳞癌的危险性高于不吸烟者。吸烟引起的宫颈癌的原因可能是吸烟造成宫颈上皮细胞DNA损伤,进而降低了宫颈的免疫反应,或影响部分雌激素的作用。

(5)**避孕药**:最新关于激素与肿瘤的研究报告中显示,口服避孕药已经成为宫颈癌的致癌因素。随着口服避孕药时间的延长,宫颈浸润癌发生的危险性不断增加。有文献报道连续服用10年避孕药,宫颈癌的发生率是正常的2倍。但是服用避孕药者也不用太担心,因为避孕带来的好处要更大一些,可通过定期检查预防宫颈癌。

(6)**其他性传播疾病**:宫颈癌的发生可能还与疱疹病毒Ⅱ型(HSV-Ⅱ)血清抗体活性相关,会增加宫颈鳞癌或腺癌的风险。多数HPV阳性女性血清中可检测到沙眼衣原体(chlamydia trachomatis,CT)抗体,说明CT会增加HPV阳性女性宫颈癌的发生率。

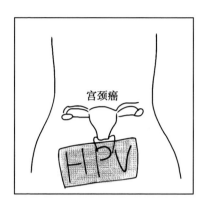

 如何筛查早期宫颈癌

近年来公认三阶梯诊断程序：即宫颈细胞学检查，如液基薄层细胞学检查（thin-prep cytology test，TCT）＋高危型人乳头瘤病毒（HPV）检测＋阴道镜检查＋宫颈组织活检病理诊断作为宫颈癌筛查手段。

细胞学筛查：传统的巴氏涂片检查是宫颈癌筛查的标准方法，随着筛查技术的不断提高，具有代表性的 TCT 的应用，逐步提高了标本的质量，增加了宫颈病变的检出率。但细胞学筛查存在一定的假阴性，容易发生漏诊。假阳性结果也较为常见，如不典型鳞状细胞并不代表一定是宫颈癌前病变或宫颈癌，应进一步进行相关检查，例如细胞学重复检查、高危型 HPV 检测或直接进一步行阴道镜指导下宫颈活检。其中高危型 HPV 检测是最有效的筛查方法，可筛选出高危人群，但是细胞学检查在基层地区由于缺乏细胞学诊断医生，其读片筛查的准确性不能得到广泛推广。

HPV 筛查：高危型 HPV 是宫颈癌发生的必要原因，随着人们对宫颈癌与 HPV 的不断研究，宫颈癌的筛查逐渐转向以 HPV 检测为主或年龄 30 岁以上 TCT+HPV 的联合筛查方法。HPV 检测是可以作为宫颈癌的初步筛查的单一方法，可筛查高危人群。通过依据 HPV 的感染类型进一步预测宫颈癌的发生风险。目前国际上也有推荐采用单独的 HPV 检测作为宫颈癌的初步筛查手段，同时单独 HPV 检测阴性的保护期限比单独细胞学检测阴性的时间更长，可延长筛查间隔时间。

阴道镜检查：阴道镜指导下进行宫颈醋酸及碘不着色检测，醋酸试验可以提高筛查的准确性和灵敏度，多提倡在阴道镜指导下进行观察，指导取活检。该实验步骤是将 3%~5% 的醋酸用消毒棉球均匀涂抹于检查者的宫颈表面，密切观察一定时间之内宫颈上皮组织的反应。通过观察醋白的厚度、轮廓、消失速度等指标来判断结果。该方法操作简单、快捷、价格低，但准确性低，属于传统的癌症早期筛查手段。碘筛查方法是将 5% 的碘溶液使用消毒棉涂抹于宫颈部，通过阴道镜观察，依据病变部位的着色情况进行判断。该方法能为活检提供参考依据，避免盲目检查。但其结果准确率低，可能存在差异，需要与其他方法联合检查。

宫颈组织活检 + 病理诊断：在阴道镜指导下对疑似病变部位取活体进行检查，是宫颈癌确诊的重要手段。对宫颈管内可疑病变或老年女性，应同时做宫颈管刮片。活检及宫颈管刮片结果可对其他检查方法的结果正确与否进行判断。石蜡切片可提供病因和免疫化学检测结果，为临床的诊治和预后提供参考依据。

　　2019 年美国阴道镜和宫颈病理学会再次提出新的筛查策略,是基于风险值的量化和细化,更加优化筛查管理,即识别高危人群,同时减少对低危人群的伤害。建立了当前筛查结果和既往筛查史(包括未知史)组合风险评估表(图 2-2)可供参考:

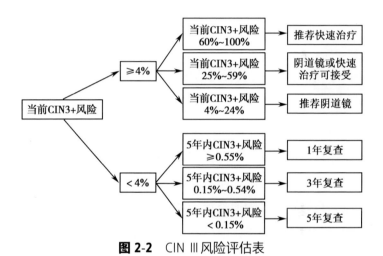

图 2-2　CIN Ⅲ 风险评估表

TCT取样操作图

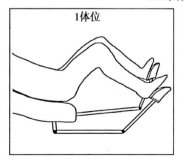

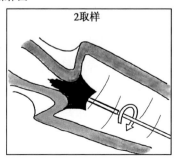

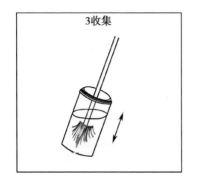

3收集

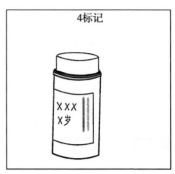

4标记

XXX
X岁

30. 宫颈癌常见表现有哪些

宫颈癌患者在早期阶段常常没有明显不适感,一部分患者是通过体检发现的,还有一些表现为接触性出血或同房后出血或有些表现为阴道排液呈血性或水样,这些症状会让患者以为月经不调或阴道炎症,不易引起重视。但是随着病情发展,到中晚期可表现为阴道排液量增加或呈米泔样分泌物、阴道淋漓出血或不规则出血,甚至持续出血或大出血,部分患者会伴发尿频、尿急、大便不畅,甚至因为肿瘤压迫输尿管,导致排尿困难或无尿,进而发生肾功能不全,尿毒症。随着肿瘤发展,导致贫血、腰骶部疼痛,甚至恶病质状态。

(1)白带异常是宫颈癌最常见的表现之一。早期多数白带量增多,可伴有异味,随着病情进展,到晚期白带可呈水样、豆腐渣状或米泔样,伴有明显的恶臭,这是癌组织感染、坏死的表现。

(2)阴道出血也是宫颈癌常见的表现之一。除了白带异常,一般在早期有少数表现为接触性出血,如同房后出血或阴道不规则少量出血,育龄期女性往往以为是月经不调。对于一些已经绝经的女性也会出现上述症状,往往以为月经又恢复了,因为不伴其他不适,多数不会引起重视。这时妇科检查在宫颈部位无特殊改变,可表现为宫颈表面糜烂样改变,有些接触后易出血。随着病情发展,肿瘤逐渐增大,癌灶浸润越来越向周围扩散,阴道出血量增加,到晚期会出现大出血导致严重贫血。

(3)**腹部疼痛**:宫颈癌早期多数不会引起腹痛。当肿瘤浸润、扩散至子宫周围时,或肿瘤阻塞宫颈管出现宫腔积液、积脓,盆腔出现炎性反应。肿瘤侵犯宫旁、盆壁、甚至侵犯盆底神经,患者会出现小腹疼痛、甚至腰部疼痛等症状,严重者需要服止疼药。

(4)**大小便异常**:当病变至侵犯膀胱部位时,各种小便异常的症状便会随之出现,包括尿频、尿急、尿痛,甚至尿血,患者常会误以为是泌尿系统感染所致。肿瘤侵犯至直肠部位,患者会出现下坠、大便不畅、便秘,甚至便血等症状。

(5)**晚期疼痛、恶病质表现**:晚期宫颈癌肿瘤压迫一侧坐骨神经或一侧骶神经,会出现髂腰部的疼痛。后续症状可能出现肾功能衰竭、尿毒症,下肢浮肿,甚至无尿。

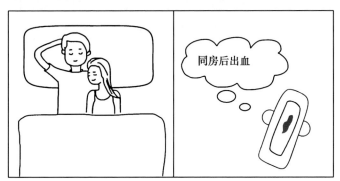

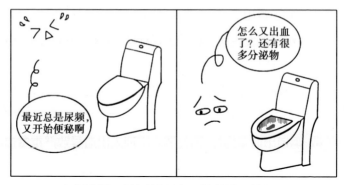

大小便异常：尿频尿急尿痛，腹泻便秘，便血

 宫颈癌确诊之后，还需要做哪些辅助检查

当患者拿到宫颈活检病理报告，明确宫颈癌以后，接下来为下一步治疗还需要做一些相关辅助检查，明确病变范围，严重程度，初步确定分期，才能决定治疗方案。在得知确切的病理报告之后，应在专科至少副主任医师及以上的专家给予妇科检查，如做三合诊，即通过视诊和触诊，了解外阴情况（阴道及穹窿有无受侵，宫颈局部病灶大小，累及范围，是外生型、内生型、空洞型等），宫旁是否受累等情况，是否适合选择手术或放疗等治疗。同时，对于宫颈鳞癌，要检测血清鳞状上皮细胞癌抗原（squamous cell carcinoma antigen，SCCA）；宫颈腺癌可检测 CA125、CA199、CEA 等，可做影像学检查，盆腔 MRI、盆腹部 CT、胸部 CT，根据病情需要酌情行 PET-CT、静脉肾盂

造影、膀胱镜及直肠镜等，全面了解宫颈局部肿瘤大小、侵及范围，盆腹膜后淋巴结状态，有无远处转移等情况。无论选择哪种治疗，都要对患者身体状态以及并发症进行全面评估（心肺功能、下肢血管超声以及各项常规化验检查等）。通过上述检查，再根据患者年龄、癌灶具体情况、是否有生育要求、身体状况，进行充分医患沟通并知情同意之后，综合做出具体治疗计划。

 ## 32. 什么是宫颈鳞癌标志物 SCCA

SCCA 即鳞状细胞癌相关抗原（squamous cell carcinoma antigen），存在于患者的子宫、子宫颈、肺脏、头颈等鳞状上皮细胞癌的细胞质中，特别在非角化癌的细胞中，含量更丰富，是人体鳞状细胞癌的重要标志物。宫颈鳞状细胞癌占宫颈癌的 80%~90%，故 SCCA 是宫颈癌中最常用的血清学标志物，对判断宫颈鳞癌治疗效果和治疗后随访中有无复发、有无转移具有重要的意义。如治疗前 SCCA 值增高的患者，在治疗后下降或降至正常，提示治疗有效果；如治疗结束之后，在随访过程中出现 SCCA 的持续升高，则提示有复发及转移的可能。当然也有"假阳性"的情况，这时不要过度紧张，一般要结合病情，通过了解患者有无不适的症状，进行妇科三合诊，并根据影像学检查，如盆腹腔 CT、MRI、或 PET-CT 检测结果，进行综合判断。如果都未见异常情况，SCCA 在短期内复查有下降或转为正常了，那可能就是"假阳性"，需要继续随访观察。如果 SCCA 持续升高,妇科检查或影像学也提示发现有异常情况,就要警惕肿瘤复发或转移,需要进一步综合判断、确定有无复发或转移,如果可疑复发或转移,且在身体浅表部位,最好活检或切除明确病灶性质。也有少部分患者治疗前 SCCA 在正常范围,在治疗之后随访复查时临床意义就不是很大。SCCA 的检测对宫颈鳞癌诊疗具有较高的医学价值,能够帮助临床早发现、早诊断与早治疗。因此随诊复查时对 SCCA 进行持续检测有助于判断肿瘤进程及疗效。

美国临床生化科学院(National Academy of Clinical Biochemistry, NACB)明确推荐 SCCA 可用于宫颈鳞癌的筛查及诊断、淋巴结转移高风险患者治疗前的识别、预后预测、疾病及复发监测的方法。我国最新发布的《宫颈癌诊断与治疗指南》(4 版)也推荐 SCCA 用于宫颈鳞癌常规检查。除鉴别诊断外,SCCA 血清水平与宫颈癌治疗后残余肿瘤、复发或进展及生存率也密切相关。研究发现,SCCA 检测可辅助 CT 或 MRI 检查预测淋巴结转移。有研究显示,SCCA 升高与盆腔淋巴结转移风险存在正相关。

普遍认为,SCCA 是一种通过血清肿瘤标志物对肿瘤进行辅助诊断中最经济适用的方式之一,在综合利用各种指标评估宫颈鳞癌中具有一定的指导意义。

宫颈癌分期与预后关系

　　既往宫颈癌分期采用 2009 年国际妇产科联盟（International Federation of Gynecology and Obstetrics，FIGO）临床分期，主要根据盆腔检查（妇科三合诊）结合临床影像学评估（盆腹 CT、MRI 等），在治疗前确定临床分期，一经确定分期之后经过治疗，不再更改分期。宫颈癌的临床分期在一定程度上反映了肿瘤的严重程度，是预后判定的重要参考因素之一。早期宫颈癌预后较好，经过治疗，ⅠA 期宫颈癌患者的 5 年生存率可达 95% 以上。ⅠB 期、Ⅱ 期和 Ⅲ 期宫颈癌的 5 年生存率分别为 80%~85%，60%~70% 和 30%~35%。Ⅳ 期宫颈癌的预后最差，其 5 年生存率只有约 10% 左右。但是宫颈癌中肿瘤大小和淋巴结转移是影响预后的重要因素，肿瘤大于 4cm 与小于 4cm 对预后有影响，尤其淋巴结转移是影响宫颈癌预后的独立危险因素。通常有淋巴结转移者，其预后要降低 50% 左右。因此，在临床分期中没有体现淋巴结在分期中的作用，对宫颈肿瘤的大小也仅仅是以 ≤ 4cm 和 >4cm 作为一个界值，也就是淋巴结对预后的影响和肿瘤大小更细致的分层在临床分期中没有体现出来。

　　2018 年 FIGO 重新修订分期（表 2-3），重点对 Ⅰ 期宫颈癌肿瘤大小进行细化分期，而且对淋巴结转移是否参与分期进行修订，术前术后可以根据病理结果进行重新手术病理分期，这样能够更加客观地反映宫颈癌期别与预后的关系。

表 2-3 2018 年宫颈癌分期

FIGO 2018 年宫颈癌分期	
Ⅰ期	宫颈癌局限于宫颈(扩展至宫体将被忽略)
Ⅰ A	镜下浸润癌,浸润深度 ≤ 5mm
Ⅰ A$_1$	间质浸润深度 ≤ 3mm
Ⅰ A$_2$	间质浸润深度 >3, ≤ 5mm
Ⅰ B	肿瘤局限于宫颈,镜下最大浸润深度 >5mm
Ⅰ B$_1$	浸润深度 >5mm,最大径线 ≤ 2cm
Ⅰ B$_2$	最大径线 >2cm, ≤ 4cm
Ⅰ B$_3$	最大径线 >4cm
Ⅱ期	肿瘤超越子宫,但未达阴道下 1/3 或未达骨盆壁
Ⅱ A	侵犯上 2/3 阴道,无宫旁浸润 Ⅱ A$_1$ 癌灶最大径线 ≤ 4cm, Ⅱ A$_2$ 癌灶最大径线 >4cm
Ⅱ B	有宫旁浸润,未达骨盆壁
Ⅲ期	肿瘤累及阴道下 1/3 和 / 或扩展到骨盆壁和 / 或引起肾盂积水或肾功能和 / 或累及盆腔和 / 或主动脉旁淋巴结
Ⅲ A	肿瘤累及阴道 1/3,没有扩展到骨盆壁
Ⅲ B	肿瘤扩展到骨盆壁和 / 或引起肾盂积水或肾无功能
Ⅲ C	不论肿瘤大小和扩散程度,累及盆腔和 / 或主动脉旁淋巴结 [注明 r(影像学)或 p(病理)证据]
Ⅲ C$_1$	仅累及盆腔淋巴结
Ⅲ C$_2$	主动脉旁淋巴结转移
Ⅳ期	肿瘤侵犯膀胱黏膜或直肠黏膜(活检证实)和 / 或超出真骨盆(泡状水肿不为Ⅳ期)
Ⅳ A	侵犯盆腔邻近器官
Ⅳ B	远处转移

34. 不同期别的宫颈癌手术方式有哪些选择

　　随着宫颈癌患者发病年轻化,越来越多的患者在诊断宫颈癌时尚未生育,因此,保留生育功能的手术成为临床上针对年轻患者个性化治疗的一类手术方式。通常年轻且有生育要求、适合行保留生育功能手术的患者:宫颈癌ⅠA$_1$期,癌灶局限于显微镜下,肉眼看不到,可采用宫颈锥切术;若伴有淋巴脉管间隙浸润(lymph-vascular space invasion,LVSI)的ⅠA$_1$期、ⅠA$_2$期和宫颈局部肿瘤最大径线≤2cm的ⅠB$_1$期患者可选择行根治性宫颈切除术(保留子宫体)+盆腔淋巴结切除术±腹主动脉旁淋巴结取样(可经阴道、腹腔镜、开腹或联合术式)。

　　按照常规手术的原则,不同期别的宫颈癌手术可选择:

　　(1)宫颈癌ⅠA$_1$期且不伴LVSI者:可行筋膜外(扩大的)全子宫切除术。

　　(2)宫颈癌ⅠA$_2$期、伴LVSI的宫颈癌ⅠA$_1$期:可行次广泛性子宫切除术+盆腔淋巴结切除术±腹主动脉旁淋巴结切除术。

　　(3)宫颈癌ⅠB$_1$、ⅠB$_2$和ⅡA$_1$期:可行广泛性子宫切除术+盆腔淋巴结切除术±腹主动脉旁淋巴切除。

　　(4)宫颈癌ⅠB$_3$和ⅡA$_2$期:有几种治疗方式选择:一是选择根治性放疗同步化疗;二是选择广泛性子宫切除术+盆腔

淋巴结切除术＋腹主动脉旁淋巴切除；三是选择同步放化疗之后＋再行子宫切除术。近年来在亚洲地区，包括我国不具备放疗条件的地区，也可以采用新辅助化疗后行广泛性子宫切除术＋盆腔淋巴结切除术＋腹主动脉旁淋巴切除术。

（5）未绝经者或年龄小于45岁的宫颈鳞癌患者，如果卵巢功能尚好，具备保留卵巢的条件，虽然宫颈腺癌原则上不保留卵巢，但是对于年轻患者，术后高危因素少、分期又早及分化良好类型的腺癌患者，进行充分沟通，了解病情后，也可酌情选择保留卵巢，但是要严密随诊。

对于保留卵巢的患者，其中有一部分患者在手术之后要根据某些高危因素接受放疗，所以在术中可以进行一侧或两侧卵巢移位术，即将保留的卵巢移至同侧上腹腔，避免术后因放疗导致卵巢功能去势。近年来新的技术，即在手术中进行部分卵巢组织冻存，之后根据病情，如无复发转移，病情稳定1~2年之后适时再移植于体内。

近年来的国内外的临床研究显示：从宫颈癌根治性手术在预后方面评估，采用开腹手术要好于腹腔镜手术，具体原因有待进一步研究。

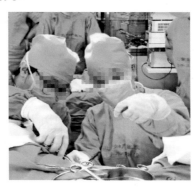

35. 宫颈癌患者手术后有哪些高中危因素需要辅助治疗

宫颈癌患者手术治疗之后把导致原发肿瘤发生复发或转移的风险大小分为高危因素、中危因素和低危因素。具有高危因素之一者术后需要辅助治疗,而低危因素不需要治疗,中危因素需要根据几个因素综合起来评估决定是否需要术后辅助治疗。

目前公认宫颈癌术后的病理报告中出现高危因素之一,如:淋巴结转移(盆腔、腹主动脉旁)、切缘阳性、宫旁组织浸润,术后必须体外放疗 ± 阴道近距离放疗 + 铂类同步化疗。顺铂可增加放疗敏感性,部分宫颈癌患者因术后腹部伤口尚未恢复,身体状态仍在恢复中,马上进行放疗受限,因此常选择序贯放化疗作为替代治疗,但序贯放化疗的疗效需进一步临床数据验证。

宫颈癌的中危因素,按照 Sedlis 标准包括:肿瘤大小、宫颈间质浸润深度、LVSI 是否阳性,还需考虑肿瘤的组织学类型(腺癌、腺鳞癌等)和病灶是否靠近切缘这两个因素。符合 Sedlis 标准者需要补充放疗 + 铂类同步化疗。具体治疗方式:Sedlis 将 3 项中危因素组合,提出 Sedlis 标准(表 2-4)。美国国立综合癌症网络(National Comprehensive Cancer Network,

NCCN)指南推荐采用 Sedlis 标准,但不同国家和地区仍采用不同标准。日本妇科肿瘤协会(Japan Society of Gyencologic Oncology,JSGO)推荐存在 1 项以上中危因素患者即可放疗,而欧洲肿瘤内科学会(European Society for Medical Oncology,ESMO)则推荐存在中危因素宫颈癌患者术后不需辅助治疗(证据等级 2B)。早期宫颈癌患者行根治性子宫切除术后,由于盆腔解剖位置改变、小肠位置下移及粘连、术后腹痛等原因,术后盆腔外照射可能伴随更多的并发症,如骨髓抑制、肠梗阻、深静脉血栓形成等。术后存在中危因素的宫颈癌患者预后较好,有研究认为中危复发风险的宫颈癌患者,化疗与放疗的疗效相似,化疗可作为术后放疗受限的替代治疗手段,但单纯化疗疗效不明确,仍待进一步研究。

表 2-4 Sedlis 标准

脉管	间质浸润	肿瘤大小 /cm
+	深 1/3	任何
+	中 1/3	≥2
+	浅 1/3	≥5
-	中或深 1/3	≥4

近年来对宫颈腺癌提出了新的分层治疗策略,即 Silva 分型,通过 Silva 分型能够体现出更好的判断预后价值,能够更好地指导临床治疗,因此得到了国际同行的广泛关注。Silva A 型在子宫颈锥切切缘阴性时可以考虑保留宫体,无需盆腔淋巴结切除及辅助治疗;Silva B 型采取单纯子宫切除,并通过前哨淋巴结活检以协助确定后续治疗方案;Silva C 型则行子宫颈癌根治术及盆腔淋巴结切除术,必要时行辅助治疗。但

是仍然存在一些局限性,在使用 Silva A 分型时单纯凭借活检标本中呈外生性生长的部分肿瘤成分来判断肿瘤的生物学行为不够准确,应该进行诊断性锥切,通过对锥切标本内子宫颈壁内的浸润情况进行 Silva A 分型。一旦宫颈壁内部分出现 B 型、甚至 C 型的生长方式,就提示该肿瘤的生物学行为将会比较侵袭、应该得到充足治疗,从而避免了单纯依靠外生部分生长方式盲目保留生育功能、导致手术和治疗策略的偏差。

 宫颈癌有哪些转移途径

随着宫颈癌的发生、发展,从早期到中晚期,肿瘤会发生进展、转移。宫颈癌主要有三个主要转移途径,即向宫颈周围或阴道直接蔓延、淋巴结转移、血行转移(发展到晚期有少数患者出现)。

(1)直接蔓延:是宫颈癌最常见的转移方式之一。宫颈局部癌组织直接向周围浸润扩散,向下扩散可以累及阴道穹窿、阴道壁,向上扩散经宫颈管累及宫腔;向两侧扩散可累及宫颈旁、阴道旁,甚至达骨盆壁。当肿瘤压迫或侵及输尿管时,可引起输尿管阻塞,导致肾积水、肾功能异常,甚至肾功能衰竭。肿瘤可向前蔓延,形成膀胱黏膜转移灶,或向后蔓延,形成直肠黏膜转移灶,更严重者可形成膀胱阴道瘘或直肠阴道瘘。

(2)淋巴转移:淋巴管是指构成淋巴系统的一部分,负责运送内含有蛋白质、脂肪以及淋巴细胞,呈乳状的淋巴液。在女性生殖系统,子宫、卵巢、输卵管之间有丰富的淋巴管沟通。

肿瘤从局部组织中的淋巴管浸润，向局部区域淋巴结转移，先聚集于边缘窦，以后累及整个淋巴结，如盆腔、腹主动脉旁淋巴结，甚至锁骨上淋巴结转移。宫颈癌细胞一旦侵入宫颈癌灶局部的淋巴管，容易形成脉管瘤栓，可随淋巴液引流进入宫颈旁局部淋巴结，转移的淋巴结可沿着宫颈旁、宫旁、闭孔、髂内、髂外、髂总、骶前淋巴结转移，继续向上可发生腹主动脉旁淋巴结转移，继续向下可发生腹股沟区淋巴结转移。继续向上发展，可以转移到左锁骨上淋巴结，继而形成远处转移。随着病情发展，淋巴结转移的比率也会提高。

（3）**血行转移**：常常是宫颈癌发展到晚期的表现。常见的转移部位是肺、骨骼或肝脏等部位。患者可出现咳嗽或转移部位的疼痛、甚至骨折、肝功能的异常等。

37. 宫颈癌放射治疗需要哪些手段

放疗是宫颈癌主要治疗方式之一，适用于早中晚期任何一个期别的患者，尽管早期宫颈癌患者可以选择手术，但是选择手术的患者，术后出现以下高危因素之一，如宫旁浸润、切缘阳性及淋巴结转移，仍然需要补充放疗。而中晚期宫颈癌患者，如ⅡB期、Ⅲ期、Ⅳ期以及患者有严重并发症无法耐受手术的早期宫颈癌患者都需要进行根治性放疗。

宫颈癌的放疗，通常需要体外放疗和腔内后装放疗。其基本治疗原则：早期患者，宫颈癌灶局限，但有某些危险因素，可以选择以局部腔内放疗为主，体外放疗为辅；而中晚期患者,因为宫颈癌灶向宫颈外扩散,超出宫颈局部范围,放疗则以体外照射为主,配合腔内放疗。

　　体外放疗主要包括宫颈癌原发病灶、部分阴道、宫颈旁、盆腔扩散病灶及区域淋巴结照射,而腔内放疗主要照射宫颈癌的原发病灶及阴道区域,同时应有足够的放射剂量以保证疗效,与此同时也需要尽最大可能地保护宫颈或癌灶周围正常组织,减少放疗副作用,提高患者生存质量。放疗方案的选择需要结合患者一般状况、妇科检查(三合诊)以及影像学检查(CT、MRI)等提示肿瘤及其累及或转移的范围,再结合各治疗单位放疗设备及条件、患者经济能力等进行选择。体外放疗应用直线加速器,盆腔放射野多用盆腔前后二野对穿照射,个别有采用四野照射(即 DOX 野)。从放疗技术来看,采用精确放疗技术,如三维适形放疗(3D-CRT)、调强放疗(IMRT)或螺旋断层放疗系统(TOMO),针对肿瘤或转移部位剂量更加精准。腔内后装照射治疗可选择二维或三维技术,多数采用铱 -192(^{192}Ir)或铯 -137(^{137}Cr)作为放射源,经过外阴、阴道到达宫颈管及宫腔,放射剂量以围绕宫颈和 / 或阴道癌灶局部为最高治疗剂量治疗,而周围正常组织受量最低。

38. 宫颈癌复发转移后的表现有哪些

　　宫颈癌患者经过规范治疗之后,无论是早期手术之后还是中晚期放疗之后,都应该遵从医嘱定期随访。宫颈癌不同的分期、不同的治疗之后随诊间隔时间长短也不同。不论宫颈原发癌情况如何，一旦出现复发或转移之后，具体表现可能不相同，所以要提早发现，尽早就医。宫颈癌局部复发之后，多数表现为阴道流血、白带异常，随着复发进展到宫旁，压迫盆腔神经，可能会出现腰骶部疼痛，尿频、尿急，甚至无尿；转移至肺可以表现咯血、咳嗽及憋气等；骨转移多表现为转移部位疼痛，随着骨质破坏可能会出现骨痛，甚至转移部位病理性骨折。随着复发或转移进一步发展，可出现全身症状，如：阴道大出血、腰骶部或全身疼痛、无尿、恶病质等情况。宫颈原发癌灶复发时妇科检查可发现阴道或宫颈部位复发的肿瘤，其组织糟脆、易出血，可以通过局部活检明确诊断；盆腔或远处转移需要通过影像学检查，如盆腔超声、胸部 CT、腹盆腔 CT、腹盆腔 MRI，必要时 PET-CT 检查了解癌灶复发、转移的范围及程度。

宫颈癌复发后相关肿瘤标志物可由阴性转为阳性，或数值明显上升，如 SCCA。若原发癌是宫颈鳞癌，结合治疗前后 SCCA 值变化，对复发、转移有一定的辅助诊断价值，对治疗效果也有一定的预判作用。宫颈腺癌尚无特异性肿瘤标志物，一般可以通过了解 CA125、CA199、CEA 值的变化了解病情的变化。

 宫颈癌治疗后复查间隔时间及复查内容有哪些

宫颈癌患者与其他肿瘤患者一样，在手术／放化疗等治疗结束之后,要进行全面评估。如果达到治疗目的,即完全缓解,那么接下来要长期定期复查。于治疗后的第 1 年,一般每间隔 3 个月复查 1 次;第 2 年,每间隔 3~6 个月复查 1 次;第 3~5 年,每间隔 6 个月复查 1 次;第 5 年以后,每年复查 1 次。其中也需要根据个人病情变化,确定每次复查时间。此外,在患者康复过程中,如果出现不适情况,不能除外与原发病有关,要随时就诊,不需要等待复查时间。每次复查时根据患者具体情况,确定检查内容。

一般来讲,复查内容根据每次间隔时间及病情决定从以下几个方面:①了解病情:复习病史、确定分期、手术后病理结果以及治疗全部过程。询问治疗后到复查之前一段时间有何不适,包括饮食,大小便,睡眠以及与宫颈癌相关症状。②查体:包括左锁骨上淋巴结(宫颈癌远处淋巴结转移易发现的部位),腹部情况,重点盆腔检查,包括三合诊,了解盆腔、直肠黏膜情况。③宫颈/阴道脱落细胞学检查(TCT)及酌情高危型 HPV 检测:术后患者查看残端阴道或未手术患者查看宫颈有无肿瘤复发病灶。若有可疑情况,建议进一步阴道镜指导下多点活检,明确诊断。若无肉眼可见病灶,可行细胞学检查,酌情行高危型 HPV 检测。④酌情盆腔及腹部超声或酌情行盆腹腔 MRI、CT 检查及胸部 CT 检查可疑复发时,酌情行 PET-CT 检查。⑤相关肿瘤标志物检查,如宫颈鳞癌查 SCCA,宫颈鳞癌之外的病理类型可查 CA125、CA199、CEA,特异性不高,仅供参考。⑥根据患者情况,酌情检查血常规、尿常规、肝肾功能、内分泌等情况。

40. 如何通过改变日常行为来降低宫颈癌发生的风险

其实预防宫颈癌的发生,除了宫颈癌疫苗的上市,给一部分适龄女性带来了福音,但是即便接种了宫颈癌疫苗以后的女性并不代表不再得宫颈癌,而只是减少发病的机会。对于大多数不适合接种疫苗的女性来说,在日常生活中仍然要通过改变自己的日常行为,养成良好的生活习惯,改变生活理念,了解宫颈癌发病相关知识,最大可能地减少宫颈癌发病。以下是一些主要建议。

(1)定期妇科检查:这一点非常重要!如今,多数人的自我保健意识提升,逐渐有越来越多的人选择定期或参加有组织的全身检查,这样可以及时发现疾病,及早治疗。随着女性有各类妇科疾病和恶性肿瘤发病概率的提升,妇科检查也作为常规检查被多数人接受。但是,在我们的门诊仍然可以见到为数不少的女性患者从来不做体检,尤其不愿接受妇科检查,甚至抗拒、逃避。但是,一旦发生即是很严重的中晚期肿瘤时才恍然大悟。因此,根据年龄及是否有患病因素,做出定期检查的计划,按时进行妇科检查及防癌筛查,对高危患者也可以根据自己情况,及时调整体检时间,如半年到一年检查1次。

（2）**养成良好的卫生习惯**：在平时，应该养成每日更换内裤，清洗会阴部的习惯。内裤最好是棉质、较为宽松，清洗干净后最好放在阳光下直射，避免阴凉潮湿处放干。清洗会阴部用清水即可，没必要经常使用消毒药液。在月经期要注意勤换卫生巾，尽量减少细菌滋生，每晚用温水清洗外阴，不可有性生活。

（3）**洁净的性生活**：保持性生活的卫生，不仅女性要做到，男性也要注意，否则会造成双方相互交叉感染。性交前后，男女都要清洗阴部。女性及男性不可频繁更换性伴侣，性生活不宜过于频繁，根据年龄，每周最多2至3次即可或根据年龄可适当增减。另外，女性不宜过早有性生活，过早生育（早于18岁），否则患各类妇科疾病的概率都会增加，建议女性初次性交年龄最好在20岁以后。

（4）宫颈癌不仅时刻威胁女性健康，还会造成心理上的压力和经济上的负担，带来一系列的并发症并最终威胁患者生命。女性必须注意一些生活上的细节，如不吸烟、不熬夜、规律生活、心情愉悦、适当运动。

第三章

卵巢癌问题

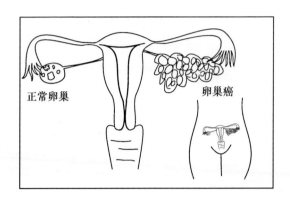

正常卵巢　　　　　　　　　卵巢癌

41. 卵巢癌发病原因有哪些

卵巢癌发病病因尚不清楚，但是目前公认与下列因素或高危人群有关。

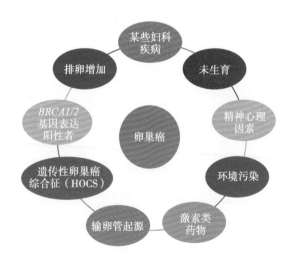

(1) **家族遗传史**：从卵巢癌患者的家谱调查及流行病学分

析可以见到卵巢癌患者有明显的遗传倾向。卵巢癌患者中约有 5%~10% 与家族遗传有关,因此,卵巢癌家族史是卵巢癌发病最重要的危险因素之一。在卵巢癌遗传家系的人群中,*BRCA1* 基因和 *BRCA2* 基因突变携带者在一生中发生卵巢癌的风险分别达 54% 和 23%,是卵巢癌的高危人群。此外,部分遗传性肿瘤综合征也与卵巢癌相关,如林奇综合征、遗传性乳腺癌 - 卵巢癌综合征等。

(2) 输卵管起源学说:最近越来越多的证据表明,无论是在高风险的妇女中,还是在一般人群中,绝大多数卵巢上皮性癌均起源于输卵管上皮细胞增生、癌变,最终导致发生卵巢癌或腹膜癌。因此,近年来对绝经前女性,在妇科手术中保留卵巢的同时建议切除双侧输卵管,而且越来越被人们所接受,成为降低患卵巢癌风险的一种做法。此外,一些有家族史的高危患者也是预防性切除输卵管的适用人群。

(3) 生育因素:目前有关卵巢癌的病因学说中,比较普遍认同的是 "持续性排卵",可导致卵巢上皮损伤,由此对卵巢上皮产生刺激,诱导上皮细胞恶性转化。按照这一学说,不孕、未产等因素由于持续排卵而可能增加卵巢癌的风险,是已生育女性发生卵巢癌的 2 倍;相反由于多次妊娠、分娩,卵巢长期无排卵为卵巢癌的保护性因素。

(4) 某些妇科疾病:如子宫内膜异位症可能与透明细胞癌、子宫内膜样癌、低级别浆液性癌发生有关。此外,初潮年龄早于 12 岁与绝经年龄延迟到 52 岁之后的人群也是卵巢癌危险人群。

(5) 激素类药物:有研究表明,性激素如:雌孕激素和雄激素可能对卵巢上皮细胞有刺激作用，有增加患癌风险。国外多项研究认为，围绝经女性激素替代（HRT）可增加卵巢癌发病风险。但是这种看法尚存争议，还需要更多的临床数据来证实。

(6)环境和生活因素： 女性吸烟、高脂饮食、肥胖等与卵巢癌的发病有关。

(7)精神心理因素： 近年来，心理因素与疾病的关系日益受到人们关注。已有报道证实负性社会心理因素（如应激、抑郁等）是卵巢癌发病的危险因素。国内外多项研究表明，心理因素通过自主神经系统，下丘脑 - 垂体 - 肾上腺轴及免疫系统影响恶性肿瘤的发生。

 常见家族遗传性卵巢癌有哪些

在卵巢癌中，有 5%~10% 的患者与遗传因素有关，表现为直系亲属中聚集性患有卵巢癌、乳腺癌、结直肠癌等。遗传性卵巢癌综合征为常染色体显性遗传的聚集性卵巢癌家族，同时可能存在其他种类癌症。常见的类型有：①遗传性乳腺癌 - 卵巢癌综合征：指乳腺癌患者或其一级亲属中有 2 个或 2 个以上的卵巢癌的发生，常合并有人类乳腺癌易感基因（*BRCA1*）突变。②林奇综合征：为遗传性非息肉性结直肠癌综合征，根据是否存在结直肠外肿瘤分为 Lynch I 型和 Lynch Ⅱ 型，Ⅱ 型 Lynch 综合征指存在结直肠外肿瘤，主要有子宫内膜癌、卵巢癌或乳腺癌。③部位特异性卵巢癌综合征：指一个家族内多个成员发生卵巢癌，但无结肠癌和乳腺癌患者，也无其他与卵巢癌相关的遗传综合征的证据。

卵巢癌发病风险人群: 普通人群卵巢癌发生风险为 1.4%, 1 个一级亲属患卵巢癌,其发生卵巢癌的风险为 7%,2 个一级亲属患卵巢癌,其发生卵巢癌的风险上升到 44%~56%,Ⅱ 型 Lynch 综合征家族中发生卵巢癌的风险较普通人群高 3.5~8 倍。因此,提醒有类似情况或有家族史的女性要重视定期检查或采取预防性措施,避免或减少家族遗传性卵巢癌的发生。

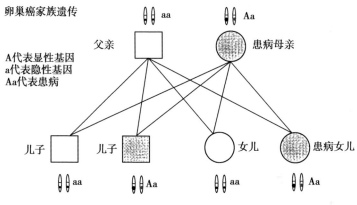

BRCA1/2基因常染色体显性遗传

 卵巢癌的常见临床表现有哪些

早期卵巢癌患者常无症状,部分患者可在体检时发现。随着病情进展,多数中晚期患者出现症状,主要表现为腹胀、腹部不适,逐渐腹部隆起,可触及腹部肿块,往往伴有腹水及其他消化道症状,如食欲下降。随着病情进一步发展,腹水会越来越多,患者可表现消瘦、贫血等恶病质。若肿瘤在盆腹腔广泛种植,扩散并浸润,形成转移肿块,严重者可压迫肠管,形成不全肠梗阻的表现,腹水量进一步增加,可引起腹部膨隆,似怀孕的样子,可以伴少尿或无尿、腹痛、腰痛或下肢疼痛。若肿瘤压迫盆腔静脉可出现下肢静脉回流障碍,导致下肢水肿。肿瘤可导致盆腔或腹腔淋巴结肿大、转移,甚至转移到锁骨上淋巴结,当淋巴结肿大时可在锁骨上摸到。少数患者由于肿瘤具有内分泌功能,导致子宫内膜增厚,出现不规则阴道流血或绝经后出血等情况。卵巢上皮性癌往往恶性程度高,病程进展迅速,在早期不容易发现。因此,定期复查非常重要,尤其是高危人群,应半年复查一次。

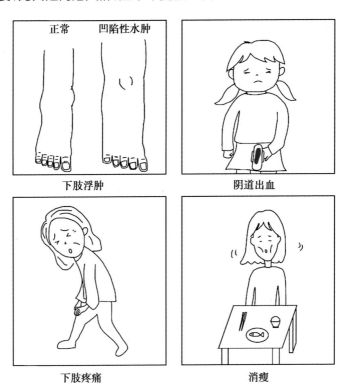

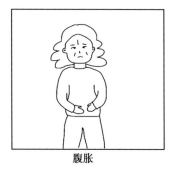
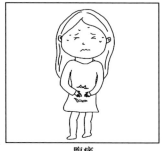

腹胀　　　　　　　　　　腹痛

 早期卵巢癌筛查方法有哪些

　　早期卵巢癌筛查没有明确的有效方法。一般认为定期体检，普通人群每年体检一次，如为高危人群，每半年体检一次。每次体检进行盆腔超声检查及肿瘤标志物，如 CA125、CA199 等；如果体检可疑有问题，酌情进行盆腹 CT 或 MRI 以及相关肿瘤标志物检测进一步明确。

　　(1)目前较为确定的需要筛查的高危人群，与下列因素有关：①年龄：大部分卵巢癌患者是 50 岁以上的绝经妇女，死亡的峰值年龄在 55~59 岁之间，所以卵巢癌的筛查从 50 岁开始为宜。但是近年来发病年轻化趋势明显，30 岁以后发病的患者并不少见，因此，对于育龄期女性都要引起重视。②遗传因素：5%~10% 的卵巢癌是遗传性的，已经有多项研究提出，将妇女按照家族史、遗传易感性或者两者综合考虑，分出卵巢癌风险组人群。有研究表明，应该对以下高危妇女提供卵巢癌筛查：*BRCA1* 和 *BRCA2* 基因突变的携带者；乳腺癌或卵巢癌家族中的成员；只有乳腺癌家族史，但又是发病早的妇女。③曾接受过卵巢刺激治疗、服用过促排卵药的妇女或终生没有怀孕的妇女患卵巢癌的风险可能会高于正常人群。

(2) 卵巢癌相关肿瘤标志物：肿瘤标志物是指在恶性肿瘤发生和增殖过程中，由肿瘤细胞的基因表达而合成分泌的或是由机体对肿瘤反应而异常产生和 / 或升高的、能反映肿瘤存在和生长的一类物质，包括蛋白质、激素、酶及同工酶、多胺及癌基因产物等。肿瘤标志物存在于患者的血液、体液、细胞或组织中，可用生物化学、免疫学及分子生物学等方法测定。

一些肿瘤标志物对卵巢癌的辅助诊断、鉴别诊断、疗效观察、复发监测及预后评价具有重要价值。目前临床上应用具有一定的特异性、应用最为广泛的肿瘤标志物，主要包括CA125、HE4、CA199、LPA、LDH、AFP、CEA、HCG、性激素等。但任何一种肿瘤标志物都不能作为单独筛查早期卵巢癌的方法。单项肿瘤标志物在灵敏度及特异度方面，均受一定限制。血清 CA125 为临床作为首选筛查和诊断卵巢浆液性上皮性癌的肿瘤标志物，在卵巢恶性肿瘤，尤其是上皮性肿瘤的筛查、诊断及治疗后的随访中起着重要作用，但仍有一定的假阴性率、假阳性率和一定的局限性。

(3) 影像学检查：①经阴道超声检查（TVS）：20 世纪 80 年代中期开始应用经阴道超声检查，主要用于妇科疾病的辅助诊断，同时也可以作为体检或筛查手段。几十年来，TVS 已经广泛应用于所有大规模的卵巢癌筛查研究中。TVS 能检测盆腔肿块部位、大小、形态及囊实性,对于良、恶性肿瘤的鉴别有一定的参考价值。TVS 可以更加精确地测量卵巢体积,不需要膀胱充盈,无创伤性。TVS 对卵巢癌诊断的灵敏度是 52%,特异度是 96.8%。但是,因受主观因素的影响,仍然具有一定的局限性。②盆腹 CT、MRI: 通常应用于超声发现异常的基础之上,用于卵巢癌的诊断,已被用来作为手术前的评估。增强 CT 清晰显示肿块,良性肿瘤多呈均匀性吸收、囊壁薄、光滑,恶性肿瘤轮廓不规则,多为囊实性,向周围浸润或伴腹水,尤其对盆腔肿块合并肠梗阻的诊断更有价值。CT 还能清晰显示肝脏、肺脏结节及腹膜后淋巴结转移。另外,判断肿瘤复发、转移范围及位置,有助于决策是否选择二次手术或选择化疗的重要手段。磁共振成像(MRI)是 20 世纪 80 年代发展起来的一种具有分辨率高,具有对软组织比度好、无辐射及无创性等特点。20 世纪 80 年代即有学者将 MRI 应用于确定妇科肿瘤的良恶性诊断,判断肿瘤的分期、扩散及转移等情况,较 CT 更有优势。因 CT、MRI 价格相对高,不宜作为常规筛查早期卵巢癌的方法。③ PET-CT: 是将 PET 与 CT 融为一体,由 PET 提供病灶详尽的功能与代谢等分子信息,而 CT 提供病灶的精确解剖定位。一次显像可获得全身各方位的断层图像,具有灵敏、准确、特异及定位精确等特点,临床主要应用于肿瘤的诊断。PET-CT 在区分卵巢良恶性肿瘤方面优于传统影像学方法,但是对于早期、小病灶、低度恶性肿瘤的诊断仍不理想。PET-CT 可以提高晚期患者腹腔外转移灶的检测率,从而了解肿瘤在全身的扩散情况。NCCN 指南指出 PET-CT 可能对描述不确定的卵巢肿瘤的特征有所帮助。可以发现手术分期无法发现的腹腔外肿瘤和淋巴结转移,可以对腹膜反折、胸腔纵隔及锁骨上等传统影像学方法难以探测的区域进行精确评估。比较 CT、MRI 和 PET-CT 用于肿瘤转移灶检测的荟萃分析,发现在检测卵巢癌患者淋巴结转移方面,PET-CT 的准确性稍高于 CT 与 MRI,但是也有一定的局限性。

 临床上常用的与卵巢恶性肿瘤相关的肿瘤标志物有哪些

在临床上,卵巢癌相关肿瘤标志物与影像学检查一样重要,在协助诊断、治疗和随诊方面有着重要的参考价值。下面对卵巢癌相关的常用肿瘤标志物进行介绍。

(1)CA125:常用于辅助诊断卵巢浆液性上皮性癌。CA125 对 Ⅰ 期卵巢癌的灵敏度为 50%~60%,Ⅱ~Ⅳ 期为 80% 以上,故 80% 晚期卵巢上皮性癌患者血清 CA125 有升高,但近半数的早期患者并不升高,故不能单独用于卵巢上皮性癌的早期诊断。90% 以上患者 CA125 水平与病程进展相关,尤其对浆液性腺癌特异性更为明显,故除用于卵巢癌的诊断之外,更多用于卵巢癌的疗效评估和治疗后的随诊观察。

(2)HE4:在正常卵巢组织和卵巢良性肿瘤中不表达或低表达,而在卵巢上皮性癌中高表达,是继 CA125 之后被高度认可的卵巢上皮性癌标志物。目前推荐其与 CA125 联合应用来判断盆腔肿块的良恶性。正常生理情况下,HE4 在人体中有非常低水平的表达,但在卵巢癌组织和患者血清中均高度表达,可用于卵巢癌的早期诊断、鉴别、治疗监测及预后评估。HE4 的表达水平与年龄有关,年龄越大 HE4 水平就越高。健康女性的 HE4 在 140pmol/L 以下,大约 98% 的女性 HE4 水平是低于 140pmol/L 的。HE4 在卵巢癌病例中是高水平表达,显著升高者 80% 以上都是卵巢癌。

(3)CA199:为消化道癌相关抗原,但在卵巢上皮性癌,特别是黏液性上皮癌组织中可检测到,对卵巢上皮性癌灵敏度为 35.6%,特异度为 81.1%。CA199 在成熟性畸胎瘤、子宫内膜异位症等疾病中也常常表达阳性,因而不适合用于卵巢良、恶性肿瘤的鉴别,但其在黏液性腺癌等组织中常高表达,对于术前呈现 CA199 高水平的患者进行动态监测,能作为观察疗效的良好指标。

(4)**甲胎蛋白(alpha-fetal protein,AFP)**:是胎儿发育早期,由卵黄囊合成的一种血清糖蛋白,胎儿出生后不久即逐渐消失。AFP 是卵巢恶性生殖细胞肿瘤敏感而特异的肿瘤标志物,尤其内胚窦瘤及胚胎癌患者 AFP 值更高,这对于鉴别卵巢肿瘤的类别很有价值。AFP 亦可作为患者治疗后随访的一个重要指标。

(5)**癌胚抗原(carcinoembryonic antigen,CEA)**:25%~70%的卵巢上皮性癌患者有 CEA 的升高,但在黏液性肿瘤或未分化肿瘤中 CEA 阳性率更高。

(6)HCG:对非妊娠性卵巢绒癌有特异性诊断价值,检测阳性率达 68%。

(7) **性激素（雌激素）：**卵巢颗粒细胞瘤、卵泡膜细胞瘤能产生较高水平的雌激素，浆液性、黏液性囊腺瘤或勃勒纳瘤也可分泌一定量雌激素。可以作为该类肿瘤的辅助诊断。

(8) **乳酸脱氢酶（lactate dehydrogenase, LDH）：**卵巢无性细胞瘤可能产生人绒毛膜促性腺激素，这是一种着床后由胎盘产生的激素，和怀孕类似；血清 CA125 蛋白、乳酸脱氢酶和类胎盘碱性磷酸酶水平都可能升高。

(9) **溶血磷脂酸（lysophosphatidicacid, LPA）：**是一种有生物活性的磷脂，具有促有丝分裂和生长因子样的作用。在一系列新发现的肿瘤标志物中，可用于卵巢癌筛查的最有前景的肿瘤标志物。

46. 诊断卵巢癌的常用方法有哪些

卵巢癌的确诊与其他肿瘤一样，需要有组织病理学诊断，但是因为卵巢位于盆腔深处，多数是通过手术后的病理检查才能明确诊断的；少数情况因为病情非常重，全面评估，如果预计手术不能作为首选治疗，那么需要先做穿刺得到组织学病理诊断，或腹腔镜指导下探查全腹盆腔情况，进行评估并取组织学活检，然后再决定后续治疗与诊断。那么对可疑卵巢恶性肿瘤的患者，首先是要完成一些基本的检查，如：妇科三合诊检查——根据检查结果可了解肿块位置（一侧或双侧）、性质（呈实性或囊实性）、表面（光滑或凹凸不平）、边缘（清楚或不清楚）、活动度（是否好）、与子宫关系（是否分界清楚）；直肠指诊——可了解子宫直肠陷凹处有无触及结节或肿块；叩诊——可了解有无腹水等。其次是要了解相关肿瘤标志物：因卵巢肿瘤病理类型不同，相关肿瘤标志物也不一样，卵巢上皮性肿瘤与 CA125、CA199、CEA、HE4 相关，卵巢内胚窦瘤与 AFP 相关，无性细胞瘤与 LDH 相关。肿瘤标志物的检查有利于协助诊断、评估治疗效果以及在随访中了解肿瘤有无复发情况。第三，了解相关影像学检查：最常用的盆腔超声，对盆腔肿物的诊断有重要意义，可了解肿物大小、部位、囊实性及来源、腹水情况。对良恶性肿瘤的判断可依据其特征，通过彩色多普勒测定卵巢及新生组织的血流变化协助诊断，结合一定的经验准确性可达 70%~80%。盆 / 腹腔 CT 或 MRI 比超声更能客观地反映肿瘤情况，对判断肿瘤囊实性，有无乳头结构，包膜是否完整，与周围脏器的关系，是否浸润，有无淋巴结肿大，是否转移，有无远处转移，如肝脾转移等，及对确定治疗方案有更重要的参考价值。胸部 CT 可以判断有无胸腔积液、是否有肺转移。PET-CT 是将 PET 和 CT 图像融合，从而组成一个完整的、最为先进的影像系统。在人体快速进行全身扫描后，可以同时获得 CT 的解剖图像和 PET 的功能图像，两种图像在高能电子计算机后处理中，能够做到优势互补，所以PET-CT 对疾病能够做出非常全面、准确的诊断。腹部 X 线对判断肠梗阻有一定的临床价值，当高度可疑肠梗阻时可以做腹部 X 线检查。CT-U 用于了解泌尿系统情况，包括肾、膀胱、输尿管部位有无瘘形成等。

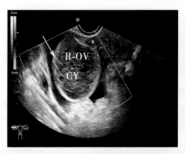

妇科超声

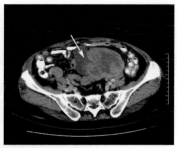

盆腔CT

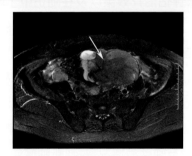

盆腔MRI

如果选择手术，除了上述化验检查之外，术前还要酌情完善以下检查：①肠镜及胃镜检查以除外胃肠道原发肿瘤或受侵；②肾图、静脉肾盂造影或泌尿系 CT 可观察肾脏的分泌及排泄功能，以及明确有无输尿管梗阻及膀胱局部受压等情况；③ PET/CT 有助于对卵巢肿瘤进行定性、定位及远处转移等的诊断，了解全身有无转移性占位性病变，对决定治疗方案具有重要意义。

在术中抽取腹水或腹腔冲洗液完成细胞学检查，于手术刚一进入腹腔时完成腹腔冲洗液或腹水（至少 200ml）的收集。腹水明显者，也可以在手术前可直接从腹部穿刺；若腹水少或不明显，可从后穹窿穿刺。将所得腹水进行细胞学检查，对卵巢癌辅助诊断,指导治疗有重要的指导意义。

　　腹腔镜检查可探查盆腹腔各个器官部位肿瘤播散的程度及范围,明确诊断;获取活组织进行病理诊断,明确癌灶来源并进行评估,决定治疗方案。如评估手术彻底性能达到 R0(即肉眼无肿瘤残留)时,首选肿瘤细胞减灭术;如果评估手术达不到 R0,则给予新辅助化疗 3~4 个疗程之后再手术。

47. 卵巢恶性肿瘤手术范围如何选择

　　卵巢恶性肿瘤的手术选择,需要依据患者年龄、有无生育要求、肿瘤侧别(单侧或双侧)、肿瘤病理类型、肿瘤恶性程度、肿瘤累及范围等因素决定手术方式。

　　(1)全面分期性手术:适用于早期(FIGO Ⅰ期)的卵巢癌患者,手术中首先进行腹水或腹腔冲洗液检查,然后全面探查盆腹腔腹膜和盆腹腔脏器表面,先切除患侧卵巢肿瘤,术中送冰冻病理检查,结果明确恶性之后行全面分期性手术。活检和 / 或切除任何可疑病灶、包块及粘连部位、正常腹膜随机盲检,包括右半横膈下面、膀胱反折、直肠子宫陷凹、左右侧结肠旁隐窝和两侧盆壁。同时切除全子宫和双附件,横结肠以下大网膜切除,选择性切除盆腔淋巴结和腹主动脉旁淋巴结。黏液性肿瘤者或阑尾异常者应行阑尾切除术。

　　(2)肿瘤细胞减灭术:适用于晚期(FIGO Ⅱ、Ⅲ期)卵巢癌患者,手术应尽可能切除所有原发灶和转移灶,使残留肿瘤病灶达到最小,甚至肉眼无残留病灶。若癌灶累及脏器,必要时可切除部分肠管、膀胱、脾脏、肝脏、胆囊、胰腺等脏器。若最大残余灶直径小于 1cm 或肉眼所见无病灶(R0),称为满意或理想的肿瘤细胞减灭术。

(3)**间歇性肿瘤细胞减灭术**:适用于经评估无法达到满意减灭手术的 Ⅲ、Ⅳ 期卵巢癌患者,在获得明确的组织学诊断后,可先行化疗 3~4 个疗程之后再进行肿瘤细胞减灭术。

(4)**保留生育功能的手术**:适用于有生育要求的早期患者或低风险恶性肿瘤;保留子宫和健侧卵巢,切除单侧附件以及全面的分期手术(腹盆腔淋巴结 + 大网膜等)。

 卵巢癌的手术病理分期与预后的关系

通常提到卵巢癌,一般指卵巢上皮性癌,同输卵管癌、原发性腹膜癌有相似的临床表现,有些术前很难鉴别,三者在肿瘤进展、复发、转移以及治疗、预后等方面有诸多的一致性,比如手术范围与手术病理分期完全一致,而且均需在手术完成之后,得到病理结果以及免疫组化结果后再进行最终的分期。2019 年 FIGO 对卵巢癌、输卵管癌和原发性腹膜癌进行了手术病理分期的修订(表 3-1)。

表 3-1　卵巢癌、输卵管癌、腹膜癌手术病理分期

(FIGO,2019 年)

FIGO 分期	病变情况
Ⅰ 期	肿瘤局限于卵巢或输卵管
Ⅰ A	肿瘤局限于一侧卵巢(包膜完整)或输卵管,卵巢和输卵管表面无肿瘤;腹水或腹腔冲洗液未找到癌细胞
Ⅰ B	肿瘤局限于双侧卵巢(包膜完整)或输卵管,卵巢和输卵管表面无肿瘤;腹水或腹腔冲洗液未找到癌细胞
Ⅰ C	肿瘤局限于单或双侧卵巢,并伴有以下任何一条:
Ⅰ C$_1$	手术导致肿瘤破裂
Ⅰ C$_2$	手术前卵巢包膜已破裂或卵巢、输卵管表面有肿瘤
Ⅰ C$_3$	腹水或腹腔冲洗液发现癌细胞
Ⅱ 期	肿瘤累及一侧或双侧卵巢或输卵管并有盆腔扩散(在骨盆入口平面以下)或原发性腹膜癌
Ⅱ A	肿瘤蔓延至或种植到子宫和 / 或输卵管和 / 或卵巢
Ⅱ B	肿瘤蔓延至其他盆腔内组织
Ⅲ 期	肿瘤累及一侧或双侧卵巢、输卵管或原发性腹膜癌,伴有细胞学或组织学证实的盆腔外腹膜转移或腹膜后淋巴结转移
Ⅲ A	
Ⅲ A$_1$	细胞学或组织学证实仅有腹膜后淋巴结阳性
Ⅲ A$_{1(i)}$	转移灶最大直径 ≤ 10mm
Ⅲ A$_{1(ii)}$	转移灶最大直径 >10mm
Ⅲ A$_2$	显微镜下盆腔外腹膜受累,伴或不伴腹膜后淋巴结阳性

FIGO 分期	病变情况
ⅢB	肉眼盆腔外腹膜转移,病灶最大直径≤2cm,伴或不伴腹膜后淋巴结阳性
ⅢC	肉眼盆腔外腹膜转移,病灶最大直径>2cm,伴或不伴腹膜后淋巴结阳性(包括肿瘤累及肝脏包膜和脾,但无转移到脏器实质)
Ⅳ期	超出腹腔外的远处转移
ⅣA	胸腔积液中发现癌细胞
ⅣB	腹腔外器官实质转移(包括肝脏实质转移和腹股沟淋巴结转移和腹腔外淋巴结转移)

　　卵巢癌死亡率高居所有妇科恶性肿瘤之首位,一般来讲,随着分期的升高预后就越差。除此之外,还与肿瘤病理类型、分化、患者年龄及手术后残存癌灶等有关,其中最重要的预后因素与肿瘤期别和初次手术的彻底性相关,即手术要最大程度地切除病灶,达到无残留病灶(R0)。一般来讲,期别越早、残存癌灶越小,甚至无癌残存,预后越好。无论卵巢癌是早期或晚期,总体5年生存率约48%,晚期患者不到30%,不同分期的患者预后差别较大。据统计,5年生存率Ⅰ期76%~93%,Ⅱ期60%~74%,ⅢA期41%,ⅢB期25%,ⅢC期23%,Ⅳ期11%。

49. 卵巢恶性肿瘤中的常见病理类型与预后的关系

卵巢上皮性恶性肿瘤，在卵巢恶性肿瘤中最常见，大约占到 85%~90%，卵巢非上皮性恶性肿瘤，大约占卵巢恶性肿瘤的 10%。目前应用 2014 年卵巢恶性肿瘤的病理分类，见表 3-2。

表 3-2　卵巢恶性肿瘤分类（2014 年 WHO 分类）

上皮性肿瘤

浆液性肿瘤

- 交界性：浆液性交界性肿瘤 / 不典型增生性浆液性肿瘤浆液性交界性肿瘤 - 微乳头亚型 / 非浸润性低级别浆液性癌

- 恶性：低级别浆液性癌 / 高级别浆液性癌

黏液性肿瘤

- 交界性：黏液性交界性肿瘤 / 不典型增生性黏液性肿瘤

- 恶性：黏液性癌

子宫内膜样肿瘤

- 交界性：子宫内膜样交界性肿瘤 / 不典型增生性内膜样肿瘤

- 恶性：子宫内膜样癌

透明细胞肿瘤

- 交界性：透明细胞交界性肿瘤 / 不典型增生性透明细胞肿瘤

- 恶性：透明细胞癌

勃勒纳瘤

- 交界性: 交界性勃勒纳瘤 / 不典型增生性勃勒纳瘤

- 恶性: 恶性勃勒纳瘤

浆黏液性肿瘤

- 交界性: 浆黏液性交界性肿瘤 / 不典型增生性浆黏液性肿瘤

- 恶性: 浆黏液性癌

未分化癌

- 间叶性肿瘤

- 低级别子宫内膜间质肉瘤、高级别子宫内膜间质肉瘤

- 混合性上皮和间叶性肿瘤

- 腺肉瘤、癌肉瘤

性索 - 间质肿瘤

卵泡膜纤维瘤

- 卵泡膜细胞瘤

- 纤维瘤、纤维肉瘤

- 恶性类固醇细胞瘤

颗粒细胞瘤

- 成年型颗粒细胞瘤

- 幼年型颗粒细胞瘤

混合性性索 - 间质肿瘤

支持 - 间质细胞肿瘤

- 非特异性支持 - 间质细胞肿瘤

生殖细胞肿瘤

无性细胞瘤

卵黄囊瘤

胚胎性癌

非妊娠性绒毛膜癌

未成熟畸胎瘤

混合性生殖细胞肿瘤

单胚层畸胎瘤和起源于皮样囊肿的体细胞型肿瘤

其他：

- 恶性甲状腺肿、甲状腺肿类癌、黏液性类癌、皮脂腺癌、鳞状细胞癌

生殖细胞 - 性索 - 间质肿瘤

性腺母细胞瘤

- 性腺母细胞瘤伴恶性生殖细胞肿瘤

- 不能分类的混合性生殖细胞 - 性索 - 间质肿瘤

其他

- 卵巢网腺瘤

- 小细胞癌：高钙血症型小细胞癌，肺型

淋巴和髓系肿瘤

淋巴瘤

- 浆细胞瘤

- 髓样系肿瘤

继发性肿瘤

　　了解卵巢恶性肿瘤的病理类型与手术病理分期之后，对其预后就容易理解。约 70% 的卵巢上皮性癌就诊时已为晚期，预后差。卵巢生殖细胞肿瘤，由于绝大多数患者对化疗敏感，预后好。5 年生存率，Ⅰ期 95%，Ⅱ期 70%，Ⅲ期 60%，Ⅳ

期 30%。卵巢性索间质肿瘤,多为低度恶性,预后较好。如:
卵巢颗粒细胞肿瘤 10 年存活率为 90%,卵巢支持细胞 - 间质
细胞 5 年存活率为 70%~90%。

50. 卵巢癌手术后有哪些高危因素需要化疗

几乎所有的卵巢癌术后都要进行化疗。对于化疗方案
及疗程的选择需要根据患者病理类型、手术病理分期以及
不同危险因素等而定。早期卵巢癌的高危因素包括包膜破
裂、肿瘤表面生长、G3、与周围组织粘连、腹腔冲洗液阳性、
卵巢外转移。晚期卵巢癌的高危因素包括病理组织学分化
为 G2~3、初次手术减瘤效果不满意、肿瘤组织类型(如浆
液性癌及透明细胞癌预后差)、腹膜后淋巴结转移以及远处
转移。

51. 卵巢恶性肿瘤转移途径有哪些

卵巢恶性肿瘤中上皮性癌是最容易于腹盆腔广泛播散种
植的肿瘤,随着病情的进展,肿瘤播散种植及淋巴结转移的风
险会增加,随之肿瘤分期也相应升高。临床上大约 70% 的患
者发现时已经属于晚期,意味着癌灶已经有盆腹腔广泛种植、

转移,甚至远处转移,如肝转移、脾转移、肺转移。因此,只有了解卵巢恶性肿瘤的生物学行为,才有利于医生充分掌握患者病情进展,有利于对患者进行全面评估,确定治疗方案。如果选择手术,术前要考虑癌灶可能累及的范围,如肠管、肝脾是否受累以及是否有切除的可能性。这对保证医疗质量、医疗安全具有至关重要的意义。一般认为卵巢恶性肿瘤主要有3 个转移途径。

(1) **局部及盆腹腔直接播散种植**:卵巢上皮性癌常常有同侧输卵管受累及,也可播散到子宫及对侧卵巢、输卵管。即便是在早期,肉眼看上去肿瘤包膜是完整的,但是脱落的肿瘤细胞或游离肿瘤细胞即有可能播散到盆腔、腹腔,可在手术中的腹腔冲洗液中或吸取的腹水中找到瘤细胞。腹腔里面游浮的肿瘤细胞还可以通过横膈的淋巴管道,从腹腔进入胸腔,这也就是为什么晚期卵巢癌患者有腹水时同时也可以出现胸腔积液的情况。卵巢恶性肿瘤一旦发生包膜破裂或外生乳头,其外溢或脱落的肿瘤细胞可以种植在盆腔腹膜、腹腔腹膜、肠管及肠系膜表面,表现为盆腹膜局部或广泛增厚,结节不平,肠管及肠系膜散在大小不等的结节;若种植在大网膜,表现为局灶或广泛结节不平,严重时增厚,挛缩,呈饼状。种植播散还常见于子宫直肠凹陷处,以及膀胱、阑尾、胃、肝脏以及横膈等表面,形成广泛、散在米粒大或结节状肿块,其中横膈也为肿瘤转移的好发部位,尤其右膈下淋巴丛密集,易受侵犯。

(2) **淋巴转移**:是卵巢癌患者很常见的一种转移方式,随着分期升高转移概率增加,总的转移率可高达 50%~60%。正常情况下,子宫、卵巢、输卵管之间有丰富的淋巴管网状结构,是卵巢癌发生淋巴结转移的解剖基础。多数情况先发生盆腔淋巴结转移,进一步发展腹主动脉旁淋巴结转移,再继续向上,经过纵隔到达锁骨上淋巴结,继而入血,发生远处转移,同时也可以经横膈淋巴丛向上转移。在出现淋巴转移的早期阶段,多数患者没有异常感觉。随着淋巴结增大,压迫周围神经、血管,可能出现相应部位的疼痛,甚至放射到一侧下肢疼痛,压迫静脉可能出现远端静脉回流障碍,表现为会阴或下肢水肿等症状。转移至纵隔淋巴结可能导致胸闷、呼吸困难;转移至左锁骨上淋巴结可导致血行转移。

(3)**血行转移**:发生率低于播散性种植和淋巴转移,一旦发生远处血行转移,则为Ⅳ期卵巢癌,或者是晚期卵巢癌复发转移。肿瘤经血液循环转移,最为常见的转移部位为脾脏、肝脏、肺、胰腺、骨骼、甚至脑部。

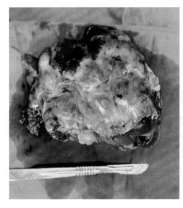
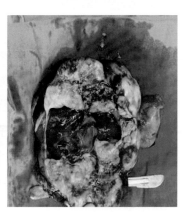

卵巢癌外观 卵巢癌剖视图

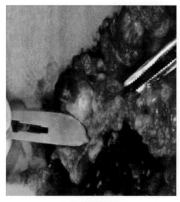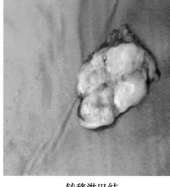

大网膜转移   转移淋巴结

52. 卵巢癌常用化疗方案有哪些

　　初次发现的卵巢癌的治疗主要涉及手术、化疗,只有少数情况适合放疗,随着医学的发展,近年来卵巢癌的靶向治疗、免疫治疗也陆续在临床上应用,可使部分晚期复发患者受益。卵巢癌的化疗在肿瘤治疗方式中占有非常重要的地位,即便是早期卵巢癌手术,术后也要根据其中的一些危险因素决定是否辅助化疗。对于中晚期患者,化疗尤为重要,几乎100%的患者都需要化疗。卵巢癌多数是在手术之后进行化疗,也有少数情况,比如初次诊断为晚期卵巢癌患者,经过医生全面评估,预计手术达不到满意的手术效果(即 R0)或不能耐受手术的,需要先进行化疗 2~3 个疗程,接下来再手术,这种化疗叫做新辅助化疗,也叫先期化疗,目的是控制肿瘤,使肿瘤缩小、局限,为手术创造条件,尽最大努力达到满意的治疗效果。

化疗的基本原则为规范、足量、及时。选择化疗方案、化疗药物、化疗剂量及化疗时间间隔既要按照化疗基本原则,同时也要根据患者的身体状况而定。例如可否耐受化疗过程中及化疗之后的毒副作用,要在化疗之前进行评估。在化疗方案的选择上,要根据卵巢恶性肿瘤的类型(如上皮性癌,生殖细胞肿瘤,性索间质肿瘤,等等),初发肿瘤还是治疗结束之后的肿瘤复发(复发根据化疗停药时间,分为铂耐药复发,或铂敏感复发),确定是否更换化疗方案及药物。化疗过程中要重视卵巢恶性肿瘤的病情监测,即有无复发或进展。下面是初始治疗卵巢上皮性癌、卵巢生殖细胞肿瘤常用的一线化疗方案(表 3-3,表 3-4),供参考。

表 3-3 卵巢上皮性癌常用化疗方案(一线化疗方案)

方案	药物	剂量及方法	疗程间隔
TC	紫杉醇(T)	第 1 天:135~175mg/m^2,静脉滴注,>3 小时	3 周
	卡铂(C)	第 1 天:AUC4~6,静脉滴注,>1 小时	
TP	紫杉醇(T)	第 1 天:135~175mg/m^2,静脉滴注,>3 小时	3 周
	顺铂(P)	第 1 天:70mg/m^2,静脉滴注(需要水化)	
TP(静脉腹腔联合)	紫杉醇(T)	第 1 天:135~175mg/m^2,静脉滴注,>24 小时 第 8 天:60 mg/m^2,腹腔注射	3 周
	顺铂(P)	第 2 天:75~100mg/m^2,腹腔注射	

方案	药物	剂量及方法	疗程间隔
DC	多西他赛(D)	第 1 天:60~75mg/m²,静脉滴注,>1 小时	3 周
	卡铂(C)	第 1 天:AUC=5,静脉滴注,>1 小时	
TC(周疗)	紫杉醇(T)	第 1、8、15 天:80mg/m²,静脉滴注,>1 小时	1 周
	卡铂(C)	第 1 天:AUC5~7,静脉滴注,>1 小时	3 周
PC	顺铂(P)	第 1 天:70mg/m²,静脉滴注	4 周
	环磷酰胺(C)	第 1 天:700mg/m²,静脉滴注	

表 3-4 卵巢恶性生殖细胞肿瘤常用化疗方案(一线化疗方案)

方案	药物	剂量及方法	疗程间隔
BEP	博来霉素(B)	15mg/m²,第 1 天,深部肌内注射,每周 1 次	3 周
	依托泊苷(E)	100mg/(m²·d)×5d,静脉滴注	
	顺铂(P)	30~35mg/(m²·d)×3d,或20mg/(m²·d)×5d,静脉滴注	
BVP	博来霉素(B)	15mg/m²,第 1 天,深部肌内注射,每周 1 次	3 周
	长春新碱(V)	1~1.5mg/m²×2d,静脉注射	
	顺铂(P)	20mg/(m²·d)×5d,静脉滴注	
VAC	长春新碱(V)	1.5mg/m²,第 1 天,静脉注射	4 周
	放线菌素 D(A)	200ug/(m²·d)×5d,静脉滴注	
	环磷酰胺(C)	200mg/(m²·d)×5d,静脉滴注	

53. 卵巢癌复发后常有哪些临床表现,如何诊断

近年来随着手术技术的提高以及化疗药物、靶向治疗、免疫治疗的进展,卵巢癌 5 年总生存率已由 30% 提高至 48%,并且有望提高长期生存的可能。但是,经过规范、系统的治疗之后,早期患者仍有 20%~25% 复发,晚期患者复发率可高达70%。卵巢癌复发的平均时间是 18~24 个月,其中有 50% 的患者在治疗结束之后的 12 个月以上复发,但是有 25% 的复发发生在治疗结束之后的 6 个月之内。

因此什么情况的卵巢癌患者更容易复发是大家最关注的问题。多数专家认为,肿瘤的复发与肿瘤的病理类型、分化程度、手术病理分期、手术后残留病灶的大小以及对化疗是否敏感等有关。最常见的复发为在盆腔、腹腔脏器形成广泛种植病灶,少数形成孤立病灶;也可以发生肝脏、脾脏、肺脏、骨骼和脑等部位转移,因此,以上这些在随访中要特别关注。多数患者在治疗结束后,刚出现复发时无自觉症状,但是随着复发、转移病灶的发展,可表现为腹胀和腹部不适等症状,随着病情的加重,可根据复发的部位不同出现相应的症状,如侵犯输尿管可出现肾盂积水;侵犯肠管可能出现腹痛、便血、甚至肠梗阻;侵犯膀胱出现

尿频、血尿等。有上述症状或可疑复发之后应尽快到医院就诊。

怀疑复发后到医院就诊，在医生了解病情之后要做全身查体，了解有无浅表淋巴结转移（尤其左锁骨上淋巴结）、有无腹水、有无腹部包块以及通过妇科三合诊了解盆腔情况。同时，根据原发病的情况，要做相关肿瘤标志物的检测，比如：CA125 在初治前异常升高者，随访时或可疑复发时一定要关注；另外有 70% 的复发卵巢癌患者 CA125 升高要早于复发出现的症状和影像学诊断之前的 3~5 个月，这个时间段也叫生化复发。因此动态监测观察 CA125，对早发现卵巢癌复发有重要的价值。除此之外，比较常见的有 CA199、CEA、HE4、AFP 等。是目前临床应用最广泛的肿瘤相关标志物，也是唯一推荐用于卵巢癌诊断、治疗和复发协助诊断的肿瘤标志物。影像学检查在复发性卵巢癌的诊断与病情监测中也具有重要的价值，包括超声、盆腹腔 CT、MRI 以及 PET-CT。如果出现盆腹腔广泛转移，可出现大量腹水，影像学检查可见盆腔包块等（图 3-1）；如果出现肝转移，严重者可出现肝功异常，如转氨酶升高；肿瘤压迫输尿管可导致肾盂积水、肾功能异常；部分肺转移患者可出现咳嗽或咯血；部分骨转移患者可出现相应部位疼痛，严重者可导致骨折；脑转移可出现头疼、头晕、肢体行动不便等。总之，卵巢癌患者，无论早期或晚期，在治疗之后一定要按照医生医嘱，定期检查，发现异常情况或高度可疑复发，及时在医生指导下治疗。

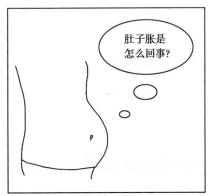

卵巢癌患者腹胀

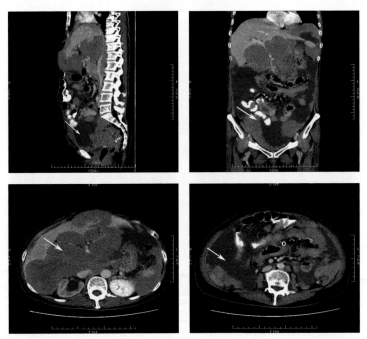

图 3-1 卵巢癌复发 MRI 影像（白色箭头所指为复发病灶）

54. 卵巢癌治疗后如何复查、随访

卵巢癌患者,无论是早期或晚期,经历过难忘的手术,以及手术之后的难以忍受的化疗之苦后,好多患者和家属认为万事大吉了,不再愿意到医院复查和定期随访了,其实一定不能掉以轻心。所有卵巢癌患者,无论是哪种病理类型、早期或晚期,治疗结束后都要在医生指导下进行随诊,尤其是晚期卵巢浆液性上皮性癌、卵巢透明细胞癌,恶性程度高,复发率高,经过规范治疗后,需要终身进行随访。首先卵巢癌患者要在手术或化疗等治疗结束后做全面评估,若肿瘤完全缓解,并巩固治疗之后,要严密随访,即定期复查。70% 患者会在 3 年内复发。一般以 5 年生存率来评估(表 3-5),III 期卵巢癌患者 5 年存活率不到 40%,这些晚期卵巢癌在治疗后的 5 年之内,尤其在 1~2 年之内最容易发生复发转移。因此,卵巢癌治疗后随访复查非常重要。那么如何随访呢? 一般完成治疗计划后停止治疗,经过评估肿瘤全面缓解,于第一年内每 2 个月检查 1 次,复查时医生应对患者进行全面查体,了解有无腹水、淋巴结状态、腹部切口、妇科三合诊(即妇科内诊检查,同时进行肛门直肠检查),了解有无远处转移,盆腔有无新的病灶出现,阴道残端有无肿瘤,直肠黏膜是否光滑,有无复发肿瘤侵及直肠,了解肿瘤标志物动态变化,同时酌情定期做盆腔、腹部超声、盆腹部 CT 或 MRI、胸部 CT 等。如果超声发现有可疑占位,应进一步行盆腹部 CT(增强)或 MRI(增强),了解盆腔或腹部占位性病灶情况,必要时进行 PET-CT 检查,进一步明确病灶性质、范围、与周围脏器之间的关系,为下一步治疗提供参考信息,确定治疗方案(图 3-2)。如果治疗后 1 年内未发现复发情况,1 年后每 3 个月复查 1 次,3 年后每半年复查 1 次,5 年后每年复查 1 次,或在随访过程中根据病情,酌情确定复查时间。

表 3-5 卵巢癌 5 年生存率

卵巢癌分期	占所有卵巢癌的比例	存活率
Ⅰ期	20%~27%	73%~93%
Ⅱ期	5%~10%	45%~70%
Ⅲ期	52%~58%	21%~37%
Ⅳ期	11%~17%	11%~25%

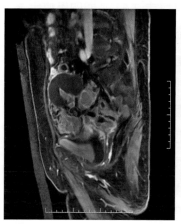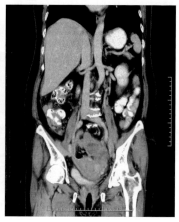

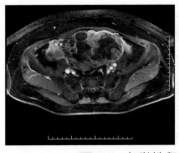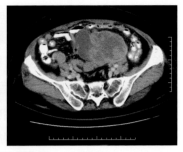

图 3-2 复发性卵巢癌盆腔 MRI 影像

55. 什么是卵巢癌的维持治疗

晚期卵巢癌的初始治疗手段主要是满意的肿瘤细胞减灭术和以铂为基础的化疗。但是治疗之后的随访过程中,多数患者进入复发后再化疗,以及再复发后再化疗的循环治疗当中,治疗间隙期越来越短,治疗效果越来越差,患者身体耐受性也越来越差。近年来提出维持治疗的概念,其意思是卵巢癌经过之前规范性手术或化疗后达到了最大程度的临床缓解后,继续使用靶向药物或化疗药物进行治疗,目的是延缓肿瘤复发、降低耐药的发生,从而延长患者无进展生存期和总的生存期。另外一种情况是在临床铂敏感复发卵巢癌患者进行手术和 / 或行二线化疗后再次达到了缓解,再对患者进行的治疗,也是维持治疗。目前 PARP 抑制剂,如奥拉帕利、尼拉帕利在国内先后上市后,引起妇科肿瘤界的关注。近两年国际上有影响力的指南,如 NCCN 指南建议将奥拉帕利作为胚系(血液)或体系(肿瘤组织)*BRCA1/2* 基因突变患者的维持治疗方案。维持治疗不仅仅局限于一线化疗结束后进行的治疗,在铂敏感复发的卵巢癌患者二线化疗后,经过评估,若有单个/多个可切除的癌灶可以通过再次手术达到再次肉眼无残留病灶(R0)的目的,术后经过 4~6 个周期以铂为主的联合化疗后,再用 PARP 抑制剂进行二线化疗后的维持治疗。除了 PARP 抑制剂,贝伐珠单抗(抗血管生成抑制剂)也可作为卵巢癌患者维持治疗的另一个靶向药物治疗,也被写入了 NCCN 指南。对于一线化疗联合贝伐珠单抗治疗的患者,6 疗程后可用贝伐珠单抗单药进行维持治疗。

建议卵巢癌患者在手术明确诊断之时应做肿瘤相关基因检测,如胚系和/或体系 *BRCA1/2* 基因有无突变及 HRD 状态,有助于制定个体化的卵巢癌治疗方案及获得相关遗传咨询意见。

临床研究已经验证了 PARP 抑制剂可用于卵巢癌的维持治疗,包括奥拉帕利、尼拉帕利和卢卡帕利,前两种在国内已经有临床应用,并使得部分患者获益,同时对于 HRD 阳性或铂敏感复发的卵巢癌患者维持治疗也有获益,无论患者既往是否接受贝伐珠单抗治疗,当含铂化疗达到完全缓解(complete response,CR)或部分缓解(partial response,PR),维持治疗可以一直用至疾病出现进展(影像学复发)或出现不可耐受的毒性反应时停药。目前在临床上可以看到 PARP 抑制剂的维持治疗会随着含铂化疗次数增多、无铂化疗间期缩短,铂耐药的发生率就会增加,维持治疗中获益的可能性与获益程度就会逐渐降低。因此,推荐应在含铂方案一线化疗至少 6 个疗程后、二线化疗至少 4 个疗程后,肿瘤疗效评估达到

CR 或 PR，患者体能状态得以恢复后，尽可能在化疗结束后 8 周内进行 PARP 抑制剂维持治疗。同时大家也要了解，靶向治疗是有副作用的，如乏力、血红蛋白下降等，所以在靶向治疗期间，应定期评估疗效与副作用。疗效评价包括：临床症状体征有无缓解或消失，生化指标（如 CA125）有无好转，影像学评估病灶有无缩小或消失。同时需重视对患者支持治疗的管理，加强患者心理辅导、定期随访，如癌症相关疲劳、血液学毒性、黏膜炎／口腔炎、呼吸困难、恶心和呕吐等的管理。靶向治疗期间应定期监测血常规，观察贫血（尤其在开始用药的半年之内容易发生严重贫血，应及时处理，必要时需要输血或在医生指导下减量用药）、血小板变化，消化不良、疲乏等不良反应，及时处理。

第四章

子宫内膜癌问题

什么是子宫内膜癌前病变

多数恶性肿瘤的发生发展过程不是短期内突然发生的，而是一个逐渐演变的过程，良性病变出现具有癌变倾向的异常增生细胞，并有一定的恶变率，称为癌前病变。子宫内膜增生是以腺体病变为主，伴有少量间质病变，有发展为子宫内膜癌的可能。通俗讲起来，子宫内膜癌前病变就是子宫内膜癌的前身，如果在此时没有引起注意和及时的诊断和治疗，那么有发展成子宫内膜癌的可能。子宫内膜癌是女性生殖系统中常见的第二个恶性肿瘤，占女性恶性肿瘤的20%~30%。近些年来，子宫内膜癌的发病率有升高的趋势，而且年轻化趋势较为明显，甚至年轻尚未生育患者发病也不在少数。

当女性，尤其是围绝经期的妇女出现阴道不规则出血、经期延长、经量增多或月经不规律等症状时，就应高度警惕子宫内膜发生病变，需要前往医院就诊。根据医生的医嘱进行诊治，可先行辅助检查协助诊断。首先应常规做妇科检查，包括三合诊，了解子宫大小，位置，活动度，质地以及宫旁有无浸润等，做妇科超声检查可进一步了解子宫大小、宫腔内膜的情况，如宫腔内有无赘生物，尤其内膜厚度，子宫肌层以及附件情况等。通常经阴道超声检查观察子宫内膜及内膜与肌层分界线，比经腹部超声检查更清晰。如果能结合彩色多普勒检查，于病变区域显示其血流信号，测算动脉血流阻力，可明显提高子宫内膜癌前病变的诊断率。超声下子宫内膜厚度的改变提示病变存在的可能性,可作为子宫内膜早期病变的筛查手段。

当可疑子宫内膜有异常情况时,应该通过做宫腔镜下检查或直接行诊断性刮宫,获取子宫内膜活组织做病理学检查,其结果是诊断子宫内膜病变的金标准。宫腔镜检查可以直接观察宫腔情况及病变部位、大小、表面血管分布等,并可在直视下进行子宫内膜定点活检或局部切除,有较高的诊断准确度。对于子宫出血多而不止或高度可疑癌或癌前病变的患者,诊断性刮宫术既可直接获取子宫内膜组织进行病理学检查,同时又能对子宫异常出血起到止血效果。

子宫内膜非典型增生往往呈灶性,局限于内膜,其周围内膜呈正常或萎缩改变,与分泌期子宫内膜不易区分,宫腔镜下有时难以确定,所以需要采取宫腔镜检查+全面分段诊刮术,避免漏诊。术后病理结果如果提示子宫内膜不典型增生及子宫内膜上皮内瘤变,这两种情况均有进展为子宫内膜癌的可能,视为子宫内膜癌前病变,需要进一步治疗。子宫内膜非典型增生一旦确诊,选择正确的治疗方案是阻断癌前病变向癌变进展。因此,对于育龄期女性,一定多关注月经情况或阴道不规则出血,如有异常及时进行宫腔镜检查,明确诊断。

57. 子宫内膜癌发病病因有哪些

子宫内膜癌确切发病病因尚不清楚,发病率在各地区有差异,城市发病高于农村。目前认为子宫内膜癌发病机制可能有两种:一种与雌激素有关,视为激素依赖性肿瘤,其发生可能是在无孕激素拮抗的雌激素长期作用下,发生子宫内膜增生症(单纯型、复杂型)、甚至非典型性增生,最后发生癌变。临床上常见于无排卵性疾病(如:无排卵性功血,多囊卵巢综合征)、合并分泌雌激素的肿瘤(如:颗粒细胞瘤、卵泡膜细胞瘤)以及长期服用雌激素的绝经后妇女。这种类型占子宫内膜癌发病的大多数,为子宫内膜样腺癌,肿瘤分化较好,雌孕激素受体阳性率高,预后相对好。患者发病年龄较年轻,常伴有肥胖、高血压、糖尿病、不孕或不育及绝经延迟等情况,属于 I 型子宫内膜癌。另一种是与雌激素无关,视为非激素依赖型肿瘤。病理类型为子宫内膜浆液性癌、透明细胞癌、腺鳞癌、黏液腺癌等,在临床上较为少见,多见于老年绝经后妇女,与肥胖无关。肿瘤恶性程度高,分化差,雌孕激素受体多呈阴性,预后不良,属于 II 型子宫内膜癌。

子宫内膜癌发病多见于以下高危因素或高危人群。

(1) **无排卵性月经**:因子宫内膜持续受雌激素刺激,无孕酮对抗或孕酮不足,导致子宫内膜长期处于增生状态。表现为长期月经紊乱,月经周期延长或短暂闭经或经期后淋漓不净。

(2) **不孕**:与无排卵性月经有关,因不排卵或少排卵,孕酮缺乏或不足,使子宫内膜受到雌激素持续性刺激。在子宫内膜癌患者中,约 15%~20% 的患者有不孕史。

(3) **肥胖**:是子宫内膜癌三联症之一,肥胖 - 高血压 - 糖尿病,肥胖也是Ⅰ型子宫内膜癌的特征之一。明显地增加了子宫内膜癌的危险性,尤其是绝经后的肥胖是导致子宫内膜癌发病的常见因素。

(4)**晚绝经**:一般女性平均绝经年龄为50岁左右,如果绝经年龄>52岁,子宫内膜癌的发病危险性是45岁以前绝经者的1.5~2.5倍。晚绝经的女性通常在即将绝经的后几年常常是无排卵月经,因此,延长了雌激素持续作用于子宫内膜的时间。

(5)**多囊卵巢综合征**:该患者卵巢滤泡持续时间长,但不能成熟达到排卵,使子宫内膜处于持续的雌激素刺激之下,缺乏孕酮的调节和周期性内膜脱落,最终导致子宫内膜发生增生性改变。

(6)**卵巢肿瘤**:有些卵巢肿瘤产生雌激素,如颗粒细胞瘤和卵泡膜细胞瘤,使子宫内膜发生持续增生,甚至癌变。

(7)**外源性雌激素**:应用雌激素替代治疗围绝经期症状,与子宫内膜癌发病的关系仍有争议。但是可以肯定的是有些绝经后女性不恰当使用激素替代,如剂量不当,药物选择不合适等,都有增加患子宫内膜癌的风险。

(8)**子宫内膜非典型增生**:具有癌变倾向,属于子宫内膜癌的癌前病变。

(9)**其他因素**:饮食习惯,如脂肪、碳水化合物及蛋白质摄入过多均可引起肥胖,而增加体育锻炼,控制体重,作息规律,多食绿色蔬菜和水果等健康食品,对预防子宫内膜癌有明显的预防作用。

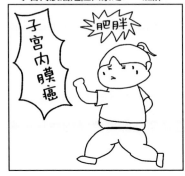

子宫内膜癌危险因素之——肥胖

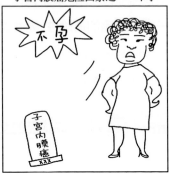

子宫内膜癌危险因素之——不孕

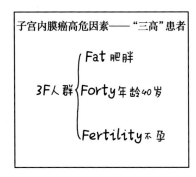

子宫内膜癌高危因素——"三高"患者

3F人群 { Fat 肥胖 Forty 年龄40岁 Fertility 不孕

58. 子宫内膜癌的筛查方法有哪些

　　研究表明,未经治疗的子宫内膜不典型增生患者,50% 会在 10 年内发展为子宫内膜癌。因此,对子宫内膜癌进行筛查可以发现子宫内膜癌前病变及早期子宫内膜癌变,对延长患者生存期,提高生存质量具有非常重要的临床价值。子宫内膜癌依据其解剖及生物学行为特点,病灶多局限于子宫体,而且生长相对较慢,转移播散时间亦较晚,若能早发现、早治疗,术后 5 年生存率 >70%,其中Ⅰ期子宫内膜癌生存率可达 90%,晚期子宫内膜癌中治疗后复发率为 20%~30%,一旦复发,治疗效果及预后会很差。

一般对健康人群中妇科肿瘤筛查的方法主要有两种,一是普查,即对一般人群进行的大规模筛查。现在众所周知宫颈癌的筛查即属于普查,是目前最成功的筛查体系,可以早发现、早治疗,降低死亡率。二是选择性筛查,主要是对高危人群进行筛查。由于子宫内膜癌尚无明确的病因,癌灶位于宫腔深处,对其筛查应属于在高危人群中进行的选择性筛查。上一个问题中我们分析了子宫内膜癌的常见病因,那么对于具有上述危险因素的高危人群进行子宫内膜癌筛查,可以提高早期子宫内膜癌及其癌前病变的诊断率。

目前,子宫内膜癌的筛查方法并不成熟,主要有两种方法针对高危人群的筛查,一是无创性筛查:包括血清肿瘤标志物(CA125 和 HE4)检测、影像学(超声)检查。经阴道超声检查对绝经后妇女进行子宫内膜癌筛查具有较高的灵敏度,尤其是当子宫内膜厚度≥ 5mm 时,可以作为绝经后妇女子宫内膜癌的筛查标准之一。二是有创性筛查:主要是诊断性刮宫和宫腔镜下取子宫内膜活体组织病理学检查,明确诊断。对高危人群,可以采用子宫内膜细胞学检查方法,如宫腔冲洗、宫腔刷或宫腔吸引涂片等方法,但是细胞学只能作为筛查方法,不能作确诊依据。组织病理学检查才是子宫内膜病变的最终诊断依据。诊断性刮宫作为子宫内膜癌诊断的"金标准"一直被广泛应用。伴随着腔镜技术的不断成熟与发展,宫腔镜下诊刮被越来越多地应用于可疑内膜病变的女性患者。

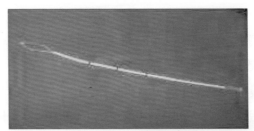

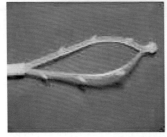 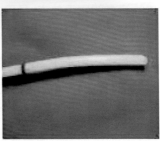

子宫内膜细胞采集器

59. 与子宫内膜癌相关的肿瘤标志物有哪些

　　肿瘤标志物检测是早期发现肿瘤、监测病情以及判断预后的重要手段,对肿瘤的防治及随诊具有重要的诊疗意义。随着肿瘤标志物的不断发现和深入研究,为子宫内膜癌的进一步诊疗提供了重要研究方向,尤其是随着靶向治疗的深入研究和发展,使更多新的肿瘤标志物可以成为子宫内膜癌靶向治疗的新方向,从而提高子宫内膜癌患者的临床治疗效果。在妇科临床上应合理有效地联合应用这些肿瘤标志物检测,可为子宫内膜癌的早期诊断及预后判断提供有效帮助。虽然子宫内膜癌肿瘤标志物很多,但目前应用于临床的具有特异性标志物却较少。下面介绍几种与子宫内膜癌相关的肿瘤标志物。

(1)**糖类抗原**:是近年来发展快速且临床应用最为广泛的肿瘤标志物之一,它们的出现为临床肿瘤的诊断带来了方便,但是子宫内膜癌尚无特异性强的肿瘤标志物。血清 CA125、CA199、CEA 测定可协助诊断,对晚期子宫内膜癌发生子宫外卵巢转移等情况,可能 CA125 会升高。CA125 联合 HE4 对子宫内膜癌有一定的诊断价值。

(2)**雌激素受体**(estrogen receptor,ER)**和孕激素受体**(progesterone receptor,PR):许多研究均表明,ER、PR 在子宫内膜癌组织中的表达较正常子宫内膜组织低,且随着癌组织学的分级增高,其阳性表达率逐渐降低。ER、PR 的检测反映了子宫内膜癌的生物学行为和预后,可作为判断子宫内膜癌恶性程度及评估预后的分子标志物,如 PR(+++)、ER(+++)提示子宫内膜癌相对恶性程度低,对孕激素治疗敏感,可在子宫内膜癌的治疗中使用高效孕激素治疗。

(3)**癌基因及抑癌基因**

癌基因:可以理解为参与肿瘤细胞发生发展的基因,是肿瘤细胞周期中的正向调节因子,所谓正向,就是促进这些肿瘤细胞的增殖,进而参与肿瘤的发生和发展。其中 Cdk4 蛋白的过度表达对子宫内膜癌的发生、发展有重要意义,可以成为检测子宫内膜癌的有效临床指标。

抑癌基因:与癌基因相反,抑癌基因的高表达可能在抑制子宫内膜癌的发生、发展中起重要作用。抑癌基因 p27 蛋白与癌基因 p185 蛋白对子宫内膜癌的发生与调控有重要作用，两者的联合检测对子宫内膜癌的早期诊断有积极意义。

 ## 60. 子宫内膜癌的常见症状有哪些

子宫内膜癌是常见的妇科肿瘤，千万不要大意，如果到了晚期是很难治愈的，所以当子宫内膜癌早期出现症状的时候，就要及时去医院进行治疗，这样康复的概率才会很大。女性朋友要特别注意，身体上出现的一些变化，要及时就诊。

患病早期一般无明显症状，随着病情的发展患者会出现异常子宫出血，如绝经后阴道出血或血性白带。女性朋友在出现了这些方面的改变时一定不要马虎过关，一定要引起注意。

子宫内膜癌最常见的症状就是异常阴道出血，可表现为绝经后出血以及育龄期女性月经的异常。绝经后女性在早期出现异常阴道出血可能不明显，常为少量至中等量，由间断、不规则到连续不断。晚期患者可出现阴道出血量增多、阴道出血淋漓不净。晚期患者在出血中可能混有烂肉样组织。而育龄期女性或围绝经期妇女常把阴道出血误认为是月经不调而被忽视，常见改变是月经的异常，包括月经周期紊乱，月经量多，经期延长或月经间期阴道出血。

此外，还有部分患者表现为不同程度的阴道排液。常先于阴道出血，绝经后患者易持续性阴道清水样排液为首先出现的异常表现,然后再出现阴道的不规则出血。在早期可表现为稀薄的白色分泌物或少量血性白带,如果合并感染或癌灶坏死,可有脓性分泌物伴有异味。有时阴道排液中可伴有组织样物。

　　子宫内膜癌一般不会引起疼痛,但有部分患者在早期仅会有轻度的下腹部酸胀不舒服的感觉。当癌灶和其引发的出血或感染可刺激子宫收缩,引起阵发性下腹痛。若癌肿累及宫颈内口,可引起宫腔积脓,出现下腹胀痛及痉挛样疼痛。晚期浸润周围组织或压迫神经可引起下腹及腰骶部疼痛。提示遇到这些情况一定尽早就诊。

　　晚期患者可因阴道出血表现出不同程度的贫血、消瘦及恶病质等相应症状。妇科检查时早期患者可无异常发现;晚期可有子宫明显增大、饱满,合并宫腔积脓时可有明显触痛,宫颈管内偶有癌组织脱出,触之易出血。癌灶浸润周围组织时,子宫固定或在宫旁触及不规则结节状物。

子宫内膜癌阴道不规则出血

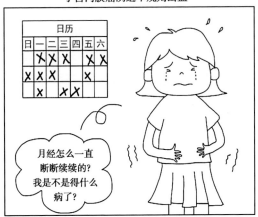

61. 子宫内膜癌是如何诊断的

目前对于子宫内膜癌的诊断主要依据患者的病史、症状、妇科检查、相关肿瘤标志物、影像学检查（超声、MR、CT 等）、宫腔镜检查、子宫内膜活检及分段诊刮，最终需要病理结果确诊。

也就是说临床医生从接诊患者，首先要了解患者年龄、出现什么症状及持续时间以及伴随哪些症状，需要做影像学检查，可以先选择阴道超声，对了解内膜情况有其优势（不具备条件时经腹超声也可以），可疑子宫内膜癌时应再行盆腔磁共振（增强）检查，同时进行查肿瘤标志物 CA125、CA199、CEA、HE4 等作为辅助诊断，可以对病情做出初步判断，但是不能确诊。确诊可以考虑经宫腔镜下子宫内膜活检或诊断性刮宫，如果不具备宫腔镜检查条件或患者出血多，影像学提示子宫内膜病灶明显，并考虑有肌层浸润，可以酌情直接行诊断性分段刮宫术，得到的病理结果即可明确诊断。

子宫内膜癌好发于绝经后，但是近年来年轻化趋势明显，甚至育龄期女性更常见。发病后的症状多表现为育龄期女性月经不规律或月经量多或不规则出血，绝经后患者表现为阴道出血或排液，少数伴有腹痛或腹部不适等。妇科查体多数表现为子宫轻度至中度增大，宫体正常或稍软并饱满。影像学检查，包括阴道超声或经腹超声、MRI、CT 等的表现，重点可以了解子宫内膜情况、肌层浸润深度、有无淋巴结转移以及子宫外或远处有无转移等。超声作为一种常用的无创检查方法,具有简单、快捷、方便、经济等优点,对子宫内膜癌的初步诊断带来很大的帮助。绝经后女性阴道超声检查提示子宫内膜正常厚度应该 <5mm,如果≥ 5mm,要考虑子宫内膜增生、息肉、子宫内膜癌的可能性,需要行宫腔镜检查 + 诊断性刮宫明确诊断。典型子宫内膜癌阴道超声图像为宫腔内有实质不均质回声或者宫腔线消失、肌层内有不均质回声区。肿瘤标志物无明确特异性,可以作为参考。

原则上高度可疑子宫内膜癌时可直接行分段诊断性刮宫。由于传统的诊断性刮宫为盲刮,对较小的、位于子宫角隐匿性的病灶,容易漏诊。因此采用宫腔镜指导下子宫内膜活检或诊刮,具有直观、视野清晰等优势,对部分早期隐匿性的癌变患者的价值较高。

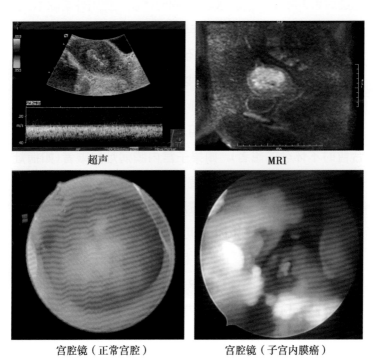

超声   MRI

宫腔镜(正常宫腔)   宫腔镜(子宫内膜癌)

子宫内膜癌前病变治疗方法有哪些

　　子宫内膜癌前病变的治疗方法应根据患者的年龄以及有无生育要求,可以选择手术治疗或药物治疗。对 40 岁以上且无生育要求者,特别是对围绝经期或绝经妇女,若为子宫内膜中或重度非典型性增生,无随访条件,建议行子宫切除术;对绝经后患者除了子宫切除之外,同时建议双侧附件切除术,是比较适合的治疗方案。对于年轻、卵巢功能好、有强烈生育要求者、有随访条件者可用高效孕激素治疗(具体方案见下文);如果患者合并肥胖、糖尿病可以考虑用促性腺激素释放激素激动剂(gonadotropin-releasing hormone agonist,GnRHa)+来曲唑治疗;也可以考虑使用左旋炔诺酮宫内节育装置(适合暂时不怀孕的患者)。如果子宫内膜病灶局限者(如病灶<2cm),也可考虑行子宫内膜局部病灶切除术 + 高效孕激素治疗或左旋炔诺酮宫内节育装置治疗。子宫内膜电切术是以高频电刀作为能源的电切环,既可切除局部内膜组织(且切下组织可供活检),又可电凝止血。因子宫内膜非典型性增生的恶变率高,对于年轻、有生育要求者,经过全面评估(内膜病理 + 盆腔磁共振检查),排除子宫内膜癌肌层浸润及子宫外转移者,可以首选药物治疗。

子宫内膜非典型性增生保守治疗一般首选应用大剂量孕激素持续治疗（甲羟孕酮 250~500mg/ 天或甲地孕酮 160~300mg/ 天），宜连续应用 3~6 个月为 1 疗程。用孕激素治疗期间每 3~6 个月行宫腔镜检查 + 诊刮 + 组织病理学检查，评估子宫内膜对孕激素治疗的反应，决定是否继续激素治疗或选择手术治疗；局部用药，如左旋炔诺酮宫内节育装置等作为完全缓解之后暂时不计划怀孕的一种持续治疗。

子宫内膜非典型性增生应用非激素类药物治疗：GnRHa 3.75mg，每 4 周 1 次，+ 来曲唑 2.5mg，每天 1 次，持续使用，每 3~6 个月宫腔镜检查评估。因子宫内膜非典型性增生有一定的恶变率，治疗后密切随访，关注病情得到缓解后，建议使用助孕治疗技术帮助怀孕。

 63. 子宫内膜癌手术范围如何选择

子宫内膜癌手术的目的是切除原发病灶，同时切除可能与之发病原因相关的器官，如卵巢，以及切除可能转移的淋巴结，如盆腔和 / 或腹主动脉旁淋巴结，即通过全面的手术病理分期，明确病变累及范围，可以判断预后，为下一步治疗提供依据。在术前应根据影像学检查和诊刮结果，初步了解子宫内膜癌灶可能浸润范围、深度、肿瘤病理类型、肿瘤分化程度、子宫外及盆腹腔淋巴结有无浸润等。选择手术方式：常规情况下采用筋膜外（扩大的）全子宫切除 + 双附件切除术 + 盆腔和 / 或腹主动脉旁淋巴结清扫术。此外，根据宫颈浸润情况，如果可疑或明确有浸润,可行改良广泛性(次广泛)或广泛性子宫切除术及双侧附件切除术 + 盆腔及腹主动脉旁淋巴结清扫术,但是术前判断宫颈间质是否有浸润,需要做盆腔磁共振,了解宫颈间质有无浸润及浸润深度,同时宫腔镜检查了解宫颈黏膜累及情况,否则容易出现"假阳性",即不是真正有宫颈浸润。针对晚期子宫内膜癌,如子宫外有转移的患者可以根据具体病情,实施个体化手术原则。关于淋巴结切除范围以及手术路径的选择需要根据患者具体病情、身体状况以及可否耐受麻醉等情况再确定。

手术治疗时,进入腹腔首先留取盆腹腔冲洗液或腹水进行细胞学检查,了解腹盆腔有无脱落的肿瘤细胞,然后进行腹盆腔脏器全面探查,原则上可选择先行子宫切除术 + 双附件切除术,术中剖视子宫标本,判断有无肌层浸润及浸润深度,决定是否切除盆腔和 / 或腹主动脉旁淋巴结。对晚期患者腹盆腔(子宫外)探查有可疑病变者尽可能地进行切除或取样,酌情扩大手术范围。

对于术前初步考虑 Ⅰ 期的患者原则上行筋膜外(扩大的)全子宫切除及双侧附件切除术。具有以下情况之一者,应行盆腔及腹主动脉旁淋巴结清扫术或取样。①特殊病理类型,如浆液性乳头状腺癌、透明细胞癌、鳞状细胞癌、未分化癌等;②子宫内膜样腺癌,分化差(G3);③肌层浸润深度 ≥ 1/2;④癌灶累及宫腔面积超过 50% 或子宫下段受累。Ⅱ 期的患者考虑宫颈有浸润,应行广泛子宫切除及双附件切除术,同时行盆腔及腹主动脉旁淋巴结清扫术。对于 Ⅲ 期和 Ⅳ 期的患者,意味着子宫外有转移病灶,如果行手术治疗,手术范围应该参考卵巢癌的手术,可行肿瘤细胞减灭手术,即尽可能切除所有转移病灶,同时切除大网膜。淋巴结切除术对子宫内膜癌的分期及后期的治疗有指导意义,但对于 5 年生存率影响还有待探讨。手术的选择要参考子宫内膜癌的具体情况,如肌层浸润越深,盆腔淋巴转移率越高;细胞分化程度越差,盆腔淋巴结转移率越高;子宫内膜浆液性癌、透明细胞癌,恶性程度高,早期发生淋巴结转移及盆腹腔转移率高,预后差,因此均应行盆腔加腹主动脉旁淋巴结清扫术。

除上述子宫内膜癌的手术原则之外,还有一种非标准的手术——保留卵巢的子宫切除手术,即针对年轻早期内膜癌患者,卵巢功能好,经过全面评估复发风险低,充分医患沟通,术中进行双侧卵巢活检,除外有癌灶转移,可以保留卵巢,并酌情将卵巢移位至上腹腔,避免术后放疗对其照射。

64. 子宫内膜癌全面分期手术后影响预后的高危因素有哪些

手术治疗是子宫内膜癌的主要治疗方式,在临床上具有重要的治疗作用,但是手术并不是治疗的全部,手术后仍有部分患者存在某些因素,因为这些因素容易导致肿瘤复发或转移,因此,子宫内膜癌行全面分期手术后,需要根据病理结果及手术病理分期,全面分析与预后相关的高危险因素有哪些,进行综合评估,然后决定后续治疗,是否补充放疗、化疗或内分泌治疗及靶向治疗或免疫治疗。因此,确定子宫内膜癌手术治疗预后的影响因素并提出与这些影响因素相关的注意事项具有重要意义和临床价值。

目前比较公认的子宫内膜癌分期性手术后的主要高危因素有年龄 >60 岁、腹膜后淋巴结转移(即盆腔或腹主动脉旁)、子宫深肌层浸润(>1/2 肌层浸润深度)、≥ Ⅱ 期(包括宫颈间质浸润或子宫外有转移)、特殊类型子宫内膜癌(如浆液性癌、透明细胞癌,属于非激素依赖性肿瘤,即 ER 及 PR 均阴性)等。

首先年龄因素,如果年龄 >60 岁,患者的年龄越大,机体的免疫力相对低下,其身体耐受性较低,相应的老年性疾病,如高血压、糖尿病、脑血栓、中风等就会越多,导致患者预后不良。其次当子宫癌灶浸润深肌层或宫颈间质浸润,甚至子宫外转移,即手术病理分期≥ Ⅱ 期时,子宫内膜肿瘤生长速度加快,转移与扩散的可能性增大,且随着分期进展,盆腔或腹主动脉旁淋巴结出现转移的比例增加,导致患者预后差。此外,癌灶中雌孕激素受体均阴性,多为 Ⅱ 型子宫内膜癌,如浆液性癌、透明细胞癌,往往恶性程度比 Ⅰ 型子宫内膜样癌高,分化差(G3),预后差。另外有一种少数情况,手术后病理结果出现肿瘤未切净,如阴道有残留癌灶,或盆腔腹腔有转移也是影响预后的高危因素。

对于这些术后高危因素,需要选择辅助治疗。对于术后子宫深肌层浸润、宫颈间质浸润、盆腹腔淋巴结转移、阴道残留有癌灶等患者,以补充放疗为主,同时也可以酌情于放疗前和 / 或放疗后进行序贯化疗。Ⅱ 型子宫内膜癌(如浆液性癌、透明细胞癌)、分化差(G3)、晚期、复发和转移的患者,以化疗为主,酌情辅以放疗。孕激素受体阳性的患者可以辅助内分泌治疗,常用于放化疗结束之后,或更多用于晚期、复发和转移的子宫内膜癌患者。具体治疗方案需要根据患者具体病情而定,比如盆腹腔淋巴结转移患者,可以在手术后选择放疗、化疗以及内分泌等综合治疗。

65. 子宫内膜癌有哪些转移途径

多数子宫内膜癌虽然生长缓慢,局限于子宫内膜时间较长,但是发展到一定时候也会发生子宫外的转移。其主要的转移途径为直接蔓延、淋巴转移,到晚期可有血行转移,与其自身原发病灶的部位和生物学行为有关。直接蔓延是子宫内膜癌主要的转移途径。早期患者子宫内膜癌灶可沿子宫内膜蔓延生长,向上可沿子宫角延至输卵管,可能会继续扩散到输卵管、卵巢,甚至骨盆漏斗韧带;向下可累及宫颈黏膜、宫颈间质至阴道壁。若癌灶向肌层浸润,可浸润到深肌层,甚至穿透子宫肌壁,累及子宫浆膜层,广泛种植于盆腹膜、直肠子宫陷凹及大网膜等。淋巴转移是子宫内膜癌转移的另一个较为常见的途径。子宫内膜癌的淋巴结转移规律与宫颈癌及卵巢癌不尽相同,子宫内膜癌的转移途径可以先累及盆腔淋巴结,再转移至腹主动脉旁淋巴结,也可以直接转移至腹主动脉旁淋巴结,但较卵巢癌的腹主动脉旁淋巴结的转移率低。当癌灶累及宫颈、深部肌层或分化不良时也易发生淋巴转移。转移途径与癌灶原发部位有关,宫底部癌灶可沿阔韧带上部淋巴管网,经骨盆漏斗韧带转移至卵巢,直接向上至腹主动脉旁淋巴结。子宫角部或前壁上部癌灶可沿圆韧带至局部区域淋巴转移至腹股沟淋巴结。子宫下段癌灶或累及宫颈,其淋巴转移途径与宫颈癌相似,可累及宫旁、闭孔、髂内外及髂总淋巴结,闭孔淋巴结最易发生转移,其次为髂外淋巴结。约10%的子宫内膜癌经淋巴管逆行引流累及阴道壁,甚至外阴,形成转移癌灶。目前虽然可以通过 CT、MRI、PET-CT 等影像学方法诊断,在术前可评估淋巴结是否转移,但是存在一定的假阴性或假阳性,只有手术切除后的病理结果,能够明确诊断。盆腔及腹主动脉旁淋巴结清扫术的目的之一是最大可能的发现转移淋巴结,从而明确手术分期,指导术后辅助治疗。为了准确评估淋巴结转移状态,需要切除一定数量的淋巴结,如果切除数量不足,可能导致转移淋巴结的漏诊。通常转移淋巴结的数目越多,患者预后越差。血行转移主要发生在子宫内膜癌的晚期,癌灶中的肿瘤细胞经血行可转移至全身的各个器官,常见转移部位为肺脏、肝脏、脾脏、骨骼等,形成远处转移。

66. 子宫内膜癌手术病理分期与预后的关系

　　子宫内膜癌正是可以通过分期性手术,即标准手术,包括切除子宫 + 双侧卵巢及输卵管以及盆腔 ± 腹主动脉旁淋巴结清扫术,然后进行组织病理检查,其结果反映病变累及范围,确定最终手术病理分期,以便判断预后,决定后续治疗方案。表 4-1 为 2009 年 FIGO 子宫内膜癌手术病理分期。

表4-1 2009 年 FIGO 子宫内膜癌手术病理分期

Ⅰ 期	癌局限于宫体
Ⅰ A	无或 <1/2 肌层浸润
Ⅰ B	≥ 1/2 肌层浸润
Ⅱ 期	肿瘤累及宫颈间质,未超出子宫
	宫颈黏膜受累不算 Ⅱ 期
Ⅲ 期	肿瘤局部播散
Ⅲ A	肿瘤累及子宫浆膜和 / 或附件
Ⅲ B	阴道和 / 或宫旁受累
Ⅲ C	盆腔和 / 或腹主动脉旁淋巴结转移
Ⅲ C₁	盆腔淋巴结转移
Ⅲ C₂	腹主动脉旁淋巴结转移
Ⅳ 期	膀胱和 / 或直肠转移,和 / 或远处转移
Ⅳ A	膀胱和 / 或直肠转移
Ⅳ B	远处转移,包括腹腔内转移和 / 或腹股沟淋巴结转移

　　子宫内膜癌的手术病理分期能够比较客观地表达子宫内膜癌的生物学特点,反映肿瘤的转移与扩散程度与预后的关系,是术后辅助治疗以及个体化治疗的重要依据。

67. 子宫内膜癌病理类型、临床分型及分子分型之间与判断预后的相关性

　　子宫内膜癌患者经过手术之后,其切除之标本都要进行组织病理学检查。病理科医生根据显微镜下观察组织细胞的形态特征以明确肿瘤病理类型、分化程度等,临床医生再根据病理报告确定分期,决定治疗方案。对于病理形态学不能明确诊断者,病理科医生需要行免疫组化进一步明确诊断。子宫内膜癌按病理学类型分为腺癌、浆液性腺癌、黏液性腺癌、透明细胞癌、鳞状细胞癌、混合性癌和未分化癌。腺癌预后相对好,按腺癌分化程度又分为Ⅰ级(高分化,G1),Ⅱ级(中分化,G2),Ⅲ级(低分化,G3)。高分化恶性程度低,预后好;低分化恶性程度高,预后越差。而浆液性腺癌、透明细胞癌、未分化癌预后均较腺癌差。浆液性腺癌易发生深肌层浸润和腹腔、淋巴结及远处转移,恶性程度高,预后极差,即使无明显肌层浸润时,也有可能发生腹腔播散。透明细胞癌恶性程度高,易早期转移。子宫内膜癌除了病理学类型作为常规诊断方法之外,还有两种分类方法,一类是子宫内膜癌的临床分型,共两型,Ⅰ型即激素依赖型;Ⅱ型即非雌激素依赖型。在临床上,Ⅰ型子宫内膜癌占到总数的65%,病理诊断类型中主要是

子宫内膜样腺癌,这些患者常伴有肥胖、高血压、糖尿病、高脂血症、无排卵性功血、不孕、晚绝经及子宫内膜增生等雌激素过多的表现。常见于绝经前和围绝经期的女性,与内分泌紊乱有关,雌激素受体和孕激素受体多为阳性,除了常规治疗之外,还可以用内分泌治疗,如高效孕激素,多数患者可获得疗效。该类患者病变进展较慢,预后较好。Ⅱ型子宫内膜癌占35%,其病理类型主要是浆液性癌,常见于绝经后的女性,手术后多数建议以化疗为主,多数雌孕激素受体为阴性,发病与高雌激素无关,内分泌治疗效果不明显。病理活检可作为子宫内膜癌诊断的金标准,但是,由于存在病理诊断时肿瘤组织形态学模糊不清,可能会导致难以分类,大约有 10%~20% 的子宫内膜癌病理存在分歧,对患者治疗方法的选择上存在不同意见。另外也有一部分病理形态学不能准确反映子宫内膜癌的生物学特性,比如形态学上为低度恶性,而实际上可能是高度恶性。因此,在临床上需要加做免疫组织化学检查来帮助明确病理类型。但仍有约 10% 的患者免疫组化也不能明确诊断,导致治疗不足或过度治疗,影响患者治疗效果。

第三种子宫内膜癌分类方法是 2013 年提出的癌症基因组图谱(The Cancer Genome Atlas, TCGA),根据不同突变方式和拷贝数将子宫内膜癌分为 4 种,即 POLE(DNA polymerase epsilon)突变型、微卫星不稳定(microsatellite instability, MSI)高突变型、低拷贝数型(copy number abnormalities-low, CN-L)和高拷贝数型(copy number abnormalities-high, CN-H)。这种分子分型是从分子水平,更加精准分析,对不同亚型患者的精准化治疗与预测患者预后具有更为重要的指导意义。其中 POLE 突变型预后最好,一般无淋巴结转移,不需要切除淋巴结,术后不需要辅助治疗,CN-H 型淋巴结转移率高,预后最差。由此可见子宫内膜癌的分子分型能够对指导预后预判和治疗更加精准,同时也体现了子宫内膜癌患者个体化的治疗原则,以进一步降低患者死亡率,提高其生存质量。

68. 子宫内膜癌治疗结束之后如何复查

绝大多数子宫内膜癌复发时间在初始治疗后的 3 年内,因此定期随访非常重要,尤其治疗结束 3 年之内。对于复查时间一定要按照医生的建议时间复诊。那么按照指南的推荐,前 2~3 年每 3~6 个月随访 1 次,以后每 6~12 个月随访 1 次,随访内容包括相关症状及查体,必要时进行相应的影像学检查和肿瘤标志物。由于无症状的阴道复发发生率较低,所以不推荐常规行阴道残端细胞学检查。FIGO 指南中还提到了子宫内膜癌患者发生第二肿瘤的风险是普通人群的 3 倍,因此需要注重生活方式的改变且推荐在子宫内膜癌患者进行基因检测。

≤2年 每 3 个月复查一次 → 3~5年 每 6 个月复查一次 → >5年 每年复查一次

患者在治疗中或治疗之后,首先要了解有关子宫内膜癌的护理和具体知识,其次要求患者通过对子宫内膜癌相关知识的了解和掌握来促进恢复的进度,还有建议子宫内膜癌患者要做到养成健康的生活习惯,积极配合医生完成治疗子宫内膜癌的方案。另外考虑到子宫内膜癌一些常见症状,需要患者及时发现轻微异常症状或定期查体。有异常及时到医院就诊,切勿等到症状加剧才就诊,延误就诊时机会给患者的预后和康复带来极大的不便。子宫内膜癌的患者治疗结束之后,一定要定期接受复查,了解子宫内膜癌的恢复情况如何,这是治疗子宫内膜癌以及预防疾病复发的非常重要的措施,建议要遵医嘱,要根据不同患者的恢复情况,或者是采取的不同治疗措施来决定不同的复查时间。如果是子宫内膜癌术后的患者,一定要更加密切观察相关指标,主要复查的项目有以下几种:①详细询问患者病史,有无发现异常的情况。②进行妇科三合诊检查,了解盆腔情况。③根据患者的随访时间进行影像学检查(盆腔超声、CT 或 MRI 等)。CT 检查有助于发现局部盆腔淋巴结和腹主动脉旁淋巴结有无转移的征象。盆腔磁共振有助于对某个部位可疑病灶做出判断。④相关肿瘤标志物,如 CA125、HE4、CA199 的升高,术后应该定期复查。

　　子宫内膜癌的复发与患者的多种高危因素密切相关,与分子分型中高拷贝型密切相关,对于这些患者治疗结束之后,更应严密随访。

69. 子宫内膜癌治疗之后复发的表现有哪些，复发后的治疗原则

早期子宫内膜癌患者治疗之后总体 5 年生存率 >90%，但是随着分期的升高而生存期缩短。因此，子宫内膜癌经过规范治疗之后，生活中要注意养成良好的生活习惯，同时要观察是否出现复发症状，若出现复发症状需及时就诊。一般复发之初无明显自觉症状，随着复发病灶扩大，涉及不同器官和部位，可以出现不同症状。比较常见的复发部位在阴道残端、盆腔及腹腔，少数发生远处转移，肺脏、肝脏、脾脏等。出现复发的患者根据肿瘤复发所在部位相应可能出现阴道排液、阴道出血、腹部不适、腹痛、咳嗽或咯血等症状；或患者无任何症状，而定期复查时影像学出现可测量的病灶；或虽然未发现可测量病灶，但血清肿瘤标志物持续增高，如 CA125、HE4 治疗前高，治疗后下降，复发之后又持续升高；或妇科检查（三合诊）时在阴道残端或盆腔发现可疑病灶，严重者出现腹水或胸腔积液，细胞学检查可以找到癌细胞。

根据子宫内膜癌治疗相关指南，建议复发后的治疗原则为综合手段，手术、放疗、联合化疗、内分泌治疗、靶向治疗及免疫治疗，同时体现个体化治疗。具体治疗方案的选择与复发肿瘤累及部位及器官以及既往的治疗方式有紧密关系。应

该在复发患者治疗之前充分全面检查及评估，如盆腹腔增强 CT 或磁共振、肺 CT，甚至 PET-CT 检查，以了解复发癌灶的部位及累及范围。同时建议进行分子分型检测及基因检测。对局部复发患者，如复发肿瘤孤立，局限于盆腹腔或残端阴道，未累及重要器官和大血管，既往又未接受过放疗者，可首选手术探查 + 切除癌灶，之后酌情补充放化疗、内分泌及靶向、免疫治疗；其次也可以选择体外照射放疗 ± 阴道近距离放疗。若提示复发癌灶为盆腔和 / 或腹主动脉旁淋巴结转移，可以考虑手术切除癌灶之后应辅助体外照射 ± 全身治疗，也可以直接选择放疗；若为上腹部或腹壁复发或转移，手术切除癌灶之后仍不除外有微小残余病灶者，可行全身化疗 ± 酌情放疗。对于既往接受过放疗者，对于复发患者选择手术更要谨慎。当复发病灶同时累及残端阴道时，可考虑增加阴道近距离放疗。对于播散性复发或多发部位复发者，多建议化疗为主或姑息性体外照射，酌情进行支持、营养治疗。对所有复发患者，若 ER/PR 阳性，在手术或放化疗之后，可行激素治疗（高效孕激素等）。近年来可在化疗时，选择适应证，酌情配合靶向治疗，如贝伐珠单抗。建议根据患者基因检测结果，了解 PD-1，PD-L1 表达情况，可以酌情选择免疫治疗。

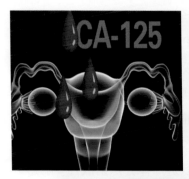

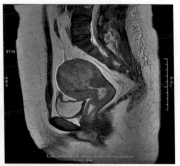

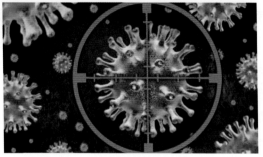

第五章

子宫肉瘤

70. 导致发生子宫肉瘤的原因有哪些

子宫肉瘤发病罕见,仅占女性生殖道恶性肿瘤的 1%,占子宫恶性肿瘤的 3%~7%,而且其恶性程度高,预后不良。目前确切病因尚不明确,公认与以下高危因素或高危人群有关:

(1)**盆腔放疗史**:患者既往接受过盆腔放射治疗,如晚期宫颈癌、晚期子宫内膜癌等放疗若干年后,可能会增加子宫肉瘤、癌肉瘤、未分化肉瘤等的发病风险。大概有 10%~25% 的子宫肉瘤既往有盆腔放疗史,由于缺乏早期症状、就诊晚,往往预后更差。

(2)**绝经期激素替代**:尤其使用雌孕激素治疗超过 5 年的女性,可能会增加子宫肉瘤发病的风险。但由于子宫肉瘤本身的发病风险极低,因此对于具有使用雌孕激素适应证的患者仍可以进行激素治疗,总体上利大于弊。

(3)**服用过他莫昔芬**:他莫昔芬应是用于乳腺癌患者的内分泌治疗的主要药物,但是可增加子宫恶性肿瘤的发生,包括子宫肉瘤,这可能是他莫昔芬对子宫表现为类似雌激素样作用所致。长期服用他莫昔芬可使子宫肉瘤的发病风险增加 3 倍。如果正在服用他莫昔芬的患者,需要每年进行一次盆腔检查,了解子宫情况,而且一旦出现异常阴道出血或腹痛,需及时就诊,必要时行子宫内膜活检。

(4)**遗传因素**:可能与某些子宫肉瘤的家族遗传有关,尤其是子宫平滑肌肉瘤及癌肉瘤。

(5) **肥胖、糖尿病**：可增加子宫肉瘤，尤其是低级别子宫内膜间质肉瘤的发生风险。

(6) **月经初潮过早**：月经初潮的年龄越早(<12岁)，发生低级别子宫内膜间质肉瘤的风险越高。

(7) **年龄**：在超过50岁的妇女中，发病风险增加。

71. 子宫肉瘤临床表现有哪些

子宫肉瘤缺乏典型的临床表现，异常阴道出血或短期内出现子宫肌瘤明显增大均应引起重视，尤其在绝经后的妇女。虽然子宫肉瘤临床表现无特异性，但一旦出现如下症状需引起重视，及时就诊。比较常见的临床表现。

(1) **异常阴道出血**：是子宫肉瘤最常见的临床表现。绝经后出血的患者表现为阴道淋漓不净或不规则出血，需要行经阴道超声，甚至子宫内膜取样来除外恶性肿瘤。绝经前出血的患者多数表现为经期延长、经量增多、月经紊乱，因为很多良性疾病也有这样的表现，因此绝经前子宫恶性肿瘤的诊断时有延误。不过无论绝经前或绝经后阴道出血如果不重视，可以发展为阴道持续出血，甚至大出血。子宫癌肉瘤通常表现为绝经后阴道出血。不同于其他类型的子宫肉瘤，癌肉瘤起源于子宫内膜，可通过对子宫内膜的检查评估明确诊断。

(2) **子宫肿物快速增大**：如既往有子宫肌瘤病史，短期内出现肌瘤迅速增大，尤其是在3个月到半年时间内肿瘤体积增大一倍,或原来未发现子宫肌瘤,突然发现肌瘤在短期内生长加快。对于绝经后的女性既往发现的肌瘤没有缩小反而增大者都应高度怀疑肉瘤的可能,应该引起关注。

(3)腹痛:当子宫过度增大或短期内增大或者压迫邻近器官的时候,有部分患者出现腹部或者盆腔疼痛,有的为隐痛,不易引起重视。也有少数情况表现为急腹痛,可能是由于肿瘤增长快速,导致瘤内缺血、坏死、甚至子宫肌壁破裂有关。

(4)**异常阴道排液**:有些患者表现为稀薄的浆液性、血性或伴有异味的阴道排液,但是常常不被引起注意。随着病情发展,肿瘤可自宫腔脱落至阴道内或者来自宫颈的肉瘤,常有大量恶臭分泌物,有时会有组织样物排出。当肿瘤合并感染时,发生破溃,形成溃疡等情况,阴道会有大量脓性分泌物流出。

(5)**压迫症状**:子宫肉瘤增长快、子宫迅速增大,向前压迫膀胱,可能出现尿频、尿急,甚至尿潴留等症状,向后压迫直肠,会出现下坠感或导致大便困难等压迫症状。

72. 如何诊断子宫肉瘤

子宫肉瘤临床表现多数无特异性,也缺乏特异的肿瘤标志物,即使进行了宫腔镜检查和诊断性刮宫,仍难以明确诊断。影像学检查,包括超声、CT、MRI 以及 PET-CT 等,都很难在术前明确区分肿瘤良恶性。至少一半以上的子宫平滑肌肉瘤是在手术之后才发现的。而且,对于子宫内膜间质肉瘤来说,术后病理诊断不仅需要依靠肿瘤原发灶,还需要依靠肿瘤组织与邻近子宫肌层的关系来除外良性子宫内膜间质结节。总之,与子宫内膜恶性肿瘤不同,子宫肉瘤在术前诊断很困难,确诊可通过以下步骤进行。

(1)**病史及临床表现**:患者有没有经期延长、经量增多、月经淋漓不尽或者不规则阴道出血等异常出血症状,有没有阴道排液、流水样分泌物或分泌物恶臭等,有没有腹痛或盆腔痛、盆腔包块、尿频、排便困难等临床表现。同时注意有没有子宫肉瘤发生的高危因素,如因为其他恶性肿瘤行盆腔放疗史、雌激素替代治疗或他莫昔芬服用史,有没有肥胖、高血压及肿瘤家族史等。

(2)**全面体格检查**:包括全身检查、腹部检查、妇科检查等。全身检查:查体时测量体温、脉搏、呼吸及血压,观察精神状态、面容及体态等,注意有无皮下结节,全身浅表淋巴结有无异常,尤其是锁骨上淋巴结和腹股沟浅淋巴结有无肿大。腹部检查:观察腹部的形状,是否有腹膨隆或者局部隆起,腹部软硬度,有没有压痛、反跳痛及肌紧张,能否扪及肿块,肿块的大小、形状、质地、活动度、有无压痛,腹部有无移动性浊音等。妇科检查:应包括阴道窥器检查、双合诊和三合诊,观察外阴、阴道、宫颈,了解子宫大小、形状、质地及活动度,检查直肠子宫陷凹有无结节。子宫肉瘤患者通常子宫均匀增大,或当合并有肌瘤时则表现为子宫不规则增大;有的在宫颈口可看到有息肉样或肉瘤样肿物脱出,呈紫红色,易出血。部分患者继发感染会有脓液流出,伴有臭味,甚至会有糟脆组织流出。晚期子宫肉瘤可累及盆壁,可转移至邻近器官,如膀胱、肠管,可转移至腹腔,子宫固定不动,甚至冰冻骨盆。

(3)影像学检查:虽然影像学检查在区分子宫良性与恶性肿瘤方面有一定的局限性,但仍然是初始评估患者病情的主要手段之一。影像学检查一般首选超声,无创且简单易行,对子宫内膜、子宫肌层的评价较为准确,尤其是单发子宫肌瘤超过 8cm 时需引起重视,行进一步检查,或严密监测,或手术治疗。虽然超声检查不能完全鉴别子宫肿瘤的良恶性,但仍是重要评价手段之一。当肿瘤边界不清楚,内部有出血等情况时,要考虑子宫肉瘤的可能。可疑肉瘤时应该做胸、腹、盆腔 CT,以及盆腔磁共振(MRI)(图 5-1),磁共振弥散加权成像(DWI)对肿瘤的定位和定性有一定的帮助。由于 MRI 对软组织成像有独特优势,因此,在评价子宫肿瘤,尤其怀疑子宫内膜癌、子宫肉瘤时,增强 MRI 和 DWI 越来越多的证据应用于子宫肿瘤良恶性的评估。如果病情复杂或者病情发展到晚期,酌情行 PET-CT 检查,可以了解身体其他部位有无转移,最终确诊需要病理检查结果来确定。

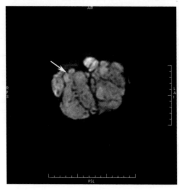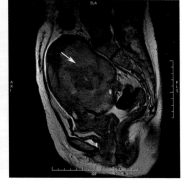

图 5-1　盆腔 MRI

（4）**其他检查**：有时根据病情还需要做一些其他检查，比如胃肠镜、胃肠造影来评估消化道情况；需要进行静脉肾盂造影、膀胱镜等评估泌尿系统情况。

73. 子宫肉瘤标志物有哪些

目前子宫肉瘤尚无特异性的可用于协助诊断的肿瘤标志物。在临床上常用来检测的血清 CA125 是来源于胚胎发育期体腔上皮的糖蛋白，在正常卵巢组织里不表达，但是多见于卵巢上皮性癌组织中表达，具有较高的灵敏度，因此，在卵巢上皮性癌患者的辅助诊断、疗效及病情评估、随访中起着重要的作用。CA125 在子宫内膜癌的诊治过程中也发挥着一定的作用，而且与子宫内膜癌的淋巴结转移、肌层浸润深度以及分期等有一定的相关性。然而，在子宫平滑肌肉瘤、子宫内膜间质肉瘤及癌肉瘤中，仅有不到三成的患者出现 CA125 的升高。

血清乳酸脱氢酶（LDH）是糖酵解过程中重要的辅酶，广泛存在于人体细胞内，在组织代谢过程中具有重要作用。肿瘤细胞增长迅速，血管增生异常，对代谢需求量高，使得肿瘤组织内缺氧，使得肿瘤细胞通过无氧糖酵解的方式获得足够的能量。即使在氧充足的情况下恶性肿瘤细胞仍通过糖酵解代谢，因此 LDH 升高在子宫肉瘤的诊断中有一定的参考意义。而且当 LDH 与盆腔 MRI 结合在一起后，子宫肉瘤诊断的灵敏度、特异性、阳性预测值以及阴性预测值均明显增高。

LDH 与 D- 二聚体以及 C 反应蛋白（C reactive protein，CRP）对子宫平滑肌肉瘤的诊断有一定的协助作用。而且因为肿瘤可能与全身炎症反应有关，血常规检查中的中性粒细胞与淋巴细胞比值对子宫肉瘤的诊断也有一定的意义。

有些肿瘤标志物是在手术切除组织病理诊断时通过免疫组化方法来帮助诊断的，如平滑肌肉瘤常常表达平滑肌组织的标志物，比如连接蛋白、钙调节蛋白、平滑肌肌动蛋白和组蛋白去乙酰化酶 8 等。但上皮样平滑肌肉瘤和黏液样平滑肌肉瘤这些标志物的表达较低，平滑肌肉瘤也常常表达 CD10 上皮性标志物，如角蛋白、组织上皮膜抗原，约 30%~40% 的平滑肌肉瘤表达雌、孕、雄激素受体阳性。因此，以上肿瘤标志物对子宫肉瘤的诊断及鉴别诊断仅仅用来做参考。

74. 子宫肉瘤的分类及其特点

根据病理类型不同，子宫肉瘤主要分为以下 5 类。

（1）**子宫平滑肌肉瘤**：是子宫肉瘤中最常见的类型，占子宫肉瘤的 60% 左右。大约每 800 例子宫平滑肌瘤中发生 1 例平滑肌肉瘤。发病年龄多在 40 岁以后。子宫平滑肌肉瘤被认为是一种真性肉瘤，病理特征表现为：平滑肌分化的细胞呈多形性、核异型性明显，有丝分裂活跃。其中，普通梭形细胞平滑肌瘤最常见，上皮样平滑肌瘤和黏液样平滑肌瘤发病罕见，后者核异型性程度较轻，有丝分裂象少见。子宫平滑肌肉瘤预后不良,年龄、临床分期、肿瘤大小、包膜情况(压迫型或侵犯型)、有无坏死、有丝分裂率、细胞核异性程度以及血管浸润等均与预后有关。5年生存率为15%~25%,容易发生盆腔或远处转移,如肺脏、骨骼、肝脏等部位的转移。

(2)**子宫内膜间质肿瘤**:较为少见,肿瘤来源于子宫内膜间质细胞,约占子宫肉瘤的10%~20%,可以进一步分为如下2种类型。①低级别子宫内膜间质肉瘤:相对比较常见,发病仅次于子宫平滑肌肉瘤,多发生于绝经前,但近年来有年轻化趋势,未生育者也不少见。部分患者有雌激素或他莫昔芬治疗史,常出现异常阴道出血、腹部疼痛或痛经等症状。病理特征表现为肿瘤形态由分化较好的小细胞构成,类似于增生期的子宫内膜间质细胞,有丝分裂象少见,肿瘤细胞坏死罕见,但该肿瘤常伴有淋巴脉管浸润。由于生长缓慢,预后良好,肿瘤分期是最重要的预后因素,即随着分期升高,生存率有下降。②高级别子宫内膜间质肉瘤:较为罕见,平均发病年龄50岁,常表现为异常阴道出血,腹部疼痛。病理特征表现为肿瘤细胞形态由高级别的圆形细胞构成,常常伴有坏死且有丝分裂活跃,所有亚型都有舌状浸润和淋巴脉管浸润。由于生长迅速,易复发、转移,相比低级别子宫内膜间质肉瘤,淋巴结转移率高、预后差。

(3)**未分化子宫肉瘤**:罕见,平均发病年龄60岁,常表现为绝经后阴道出血,发现时多为晚期。病理特征表现为多形性上皮样和/或梭形细胞片状增殖,有丝分裂活跃,常伴有坏死,常见淋巴脉管间隙浸润。当存在雌孕受体阳性者预后相对较好。但总体来说恶性程度高,预后很差。

(4) 子宫腺肉瘤：是一种低度恶性潜能的混合性肿瘤，多数发生于绝经后女性。子宫腺肉瘤平均直径 5cm，病理特征为由良性腺上皮成分及恶性间质成分组成，可见坏死组织、肌层浸润和淋巴脉管间隙浸润，其特征为袖套样结构。预后较好，但仍有 25% 的患者死于该病。

(5) 癌肉瘤：由恶性上皮成分（癌）和恶性间叶成分（肉瘤）组成的混合性恶性肿瘤。2009 年 NCCN 指南将其归于子宫内膜癌的特殊类型，发生年龄多见于绝经后妇女，恶性程度高，总死亡数占所有子宫恶性肿瘤的 15%。

 75. 子宫肉瘤分期、分类与预后

表 5-1 为 2009 年 FIGO 子宫肉瘤的分期及分类。

表 5-1　2009 年 FIGO 子宫肉瘤分期及分类

子宫平滑肌肉瘤和子宫内膜间质肉瘤	子宫内膜间质肉瘤和腺肉瘤	癌肉瘤（恶性混合性米勒管肿瘤）
Ⅰ期　肿瘤局限于子宫	Ⅰ期　肿瘤局限于子宫	Ⅰ期　癌局限于宫体
ⅠA　≤ 5cm	ⅠA　肿瘤局限在内膜或宫颈管，无肌层浸润	ⅠA　无或 <1/2 肌层浸润
ⅠB　>5cm	ⅠB　≤ 1/2 肌层浸润	ⅠB　≥ 1/2 肌层浸润
	ⅠC　>1/2 肌层浸润	
Ⅱ期　肿瘤扩散到盆腔	Ⅱ期　肿瘤扩散到盆腔	Ⅱ期　肿瘤累及宫颈间质，未超出子宫

子宫平滑肌肉瘤和子宫内膜间质肉瘤	子宫内膜间质肉瘤和腺肉瘤	癌肉瘤（恶性混合性米勒管肿瘤）
ⅡA　附件受累	ⅡA　附件受累	——
ⅡB　扩散到其他盆腔组织	ⅡB　扩散到其他盆腔组织	
Ⅲ期　肿瘤扩散到腹腔	Ⅲ期　肿瘤扩散到腹腔	Ⅲ期　肿瘤局部播散
ⅢA　1处	ⅢA　1处	ⅢA　肿瘤累及子宫浆膜和/或附件
ⅢB　1处以上	ⅢB　1处以上	ⅢB　阴道和/或宫旁受累
ⅢC　盆腔或腹主动脉旁淋巴结转移	ⅢC　盆腔或腹主动脉旁淋巴结转移	ⅢC　盆腔和/或腹主动脉旁淋巴结转移
		ⅢC$_1$　盆腔淋巴结转移
		ⅢC$_2$　腹主动脉旁淋巴结转移
Ⅳ期　膀胱和/或直肠转移，和/或远隔转移	Ⅳ期　膀胱和/或直肠转移，和/或远隔转移	Ⅳ期　膀胱和/或直肠转移，和/或远处转移
ⅣA　膀胱和/或直肠转移	ⅣA　膀胱和/或直肠转移	ⅣA　膀胱和/或直肠转移
ⅣB　远隔转移	ⅣB　远隔转移	ⅣB　远处转移，包括腹腔内转移和/或腹股沟淋巴结转移

子宫肉瘤的预后与分期相关。子宫肉瘤的分期主要依据肿瘤发生的部位、大小、浸润的范围而定,而且随着分期升高,预后越差。

(1)子宫平滑肌肉瘤:Ⅰ期患者 5 年生存率为 76%,Ⅱ期患者 5 年生存率为 60%,而晚期患者的 5 年生存率仅为 10%~15%。出现了转移性疾病的患者,常常在 2 年内死亡。

(2)子宫内膜间质肉瘤:低级别子宫内膜间质肉瘤表现为惰性生长,预后相对好,肿瘤分期仍然是影响预后的重要因素。大部分患者诊断时为Ⅰ期,Ⅰ期和Ⅱ期患者 5 年生存率为 90%,而Ⅲ期和Ⅳ期患者则仅为 50%。而高级别子宫内膜间质肉瘤发病罕见,诊断时常为晚期,恶性程度高,中位生存时间不到 2 年,极易复发,预后不良。

(3)未分化子宫肉瘤:预后极差,大多数患者在诊断后 2 年内死亡。

(4)子宫腺肉瘤:大部分患者诊断时为Ⅰ期,预后较好,5 年生存率为 60%~80%,而Ⅲ期患者 5 年生存率降低到 48%。

(5)癌肉瘤:大部分患者发现时为晚期患者,有异原性成分者预后极差,ⅠA 期子宫癌肉瘤患者 5 年生存率仅为 59%,其他期别患者的 5 年生存率极低。

76. 子宫肉瘤有哪些转移途径

如前所述,多数子宫肉瘤恶性程度高,而且不同的病理类型转移风险不同,但随着肿瘤分化程度越差以及分期越高,肿瘤转移的风险愈加明显。了解子宫肉瘤的转移途径,对疾病的诊治具有重要意义。子宫肉瘤转移途径包括直接蔓延、淋巴转移及血行播散。

(1)**直接蔓延**:肿瘤向周围直接扩散、蔓延,如原发部位在宫腔或子宫肌壁,向下扩散,蔓延到宫颈、阴道穹窿,甚至阴道,患者可出现阴道出血、接触性出血、排液;向两侧扩散,蔓延到宫旁,甚至达盆壁,三合诊查体时宫旁增厚,甚至出现冰冻骨盆,侵犯神经可致腰骶部疼痛,压迫或侵犯输尿管可引起输尿管阻塞、肾盂积水,需放置输尿管支架,甚至肾盂造瘘;向前浸润可达膀胱肌层及黏膜层,可出现血尿;向后浸润可达直肠,会有大便形状改变或便血等症状。

(2)**淋巴转移**:肿瘤从子宫肿瘤局部组织中的淋巴管浸润,向局部区域淋巴结转移,先聚集于边缘窦,以后累及整个淋巴结,如盆腔、腹主动脉旁淋巴结,甚至锁骨上淋巴结转移。在淋巴结转移的早期阶段,患者可能没有异常症状,影像学检查,尤其是增强 CT 可能会发现可疑转移的淋巴结。如转移至左锁骨上淋巴结等浅表处,可通过查体发现。

(3)**血行播散**:是肉瘤较为常见的转移途径,常与淋巴结转移同步进行。肿瘤细胞侵入血管后,可随着血流到达远处器官,继续生长,形成转移瘤,好发部位有肺脏、骨骼、肝脏等。由于静脉管壁较薄,同时管腔内压力较低,所以肿瘤细胞多经过静脉入血,少数可经过淋巴管间接入血。

77. 子宫肉瘤有哪些治疗方法

子宫肉瘤的治疗原则以手术为主,化疗或/和放疗、内分泌治疗为辅。

(1) **手术治疗**: 全子宫及双附件切除是子宫肉瘤的基本术式,是否行盆腔或腹主动脉旁淋巴结清扫术仍有争议。近些年来腹腔镜手术越来越普及,腹腔镜下手术时如果子宫肿瘤较大,增大的子宫或者肿瘤结节若不经过碎瘤或碎宫难以从阴道取出,但这样会引起医源性的播散,是影响预后的重要因素,要避免发生这种情况,当高度可疑子宫肉瘤时最好选择开腹手术。但是因为子宫肉瘤在术前很难明确诊断,通常是通过全子宫切除或次全切术或肌瘤剔除后才得到病理确诊。因此,如果曾行碎瘤术,或者有残存的宫颈,或者有残存的输卵管或卵巢,应考虑再次手术切除。术后根据病理类型确定相应的辅助治疗。如果是经过活检或者是肌瘤剔除术后确诊的肉瘤,在准备手术或再次手术之前需要再次请病理专家会诊,或多家医院会诊,同时完善影像学检查,如盆腔增强 MRI,盆腹腔增强 CT,甚至 PET-CT 来了解有无盆腹腔以外的转移灶。同时需行免疫组化检测,如雌孕激素受体(ER/PR)情况,有助于决定是否内分泌治疗并对判断预后有帮助。需要强调的是,术前如果怀疑是子宫肉瘤,要避免术中碎瘤。如果病变局限在子宫,则原则上行全子宫 + 双附件切除;如果年轻女性,

ER/PR 阴性,可谨慎保留一侧卵巢,术后根据病理类型确定相应的辅助治疗。如果存在子宫外有病灶,应尽力给予切除,包括转移淋巴结。如果根据术前判断或术中探查难以切除时,应该根据肿瘤的分型、分级确定治疗方案,如化疗、放疗、内分泌治疗等综合治疗。

(2)术后补充治疗:根据病理类型、分化程度及分期,术后补充治疗也不完全一样。对于 I 期低级别子宫内膜间质肉瘤全子宫切除术后的患者,需补充切除双侧附件;如果已经绝经或手术已切除双侧附件者可以随访观察。对于 II ~ IV 期低级别子宫内膜间质肉瘤患者,在全子宫加双附件切除术后给予抗雌激素治疗,必要时给予体外放疗。对于高级别子宫内膜间质肉瘤、未分化子宫肉瘤或子宫平滑肌肉瘤全子宫加双附件切除术后的患者来说,考虑全身治疗,如静脉化疗或激素治疗和 / 或体外放疗。

全身治疗:包括化疗和激素治疗。化疗方案首选多柔比星(多柔比星 $60mg/m^2$,静脉注射,第 1 天,每 3 周重复),其他方案有多西他赛 + 吉西他滨(吉西他滨 $900mg/m^2$,静脉注射,第 1、8 天,多西他赛 $75mg/m^2$,静脉注射,第 8 天,每 3 周重复)等。对于低级别子宫内膜间质肉瘤或者雌孕激素受体(ER/PR)阳性的子宫平滑肌肉瘤患者,推荐抗雌激素治疗,首选芳香化酶抑制剂(来曲唑、阿那曲唑或依西美坦等),但是最佳剂量、用药方案以及治疗时间仍不明确,至少用药 2 年。存在 NTRK 基因融合的子宫肉瘤患者也可考虑用拉罗替尼或恩曲替尼等靶向治疗。具体化疗、激素及靶向治疗方案可参考表 5-2。

表 5-2　子宫肉瘤的全身系统性治疗

首选化疗方案	其他化疗方案（联合）	其他化疗方案（单药）	激素治疗	靶向治疗（NTRK 基因融合）
多柔比星	多西他赛 + 吉西他滨	达卡巴嗪	芳香化酶抑制剂	拉罗替尼
	多柔比星 + 异环磷酰胺	吉西他滨	甲地孕酮	恩曲替尼
	多柔比星 + 达卡巴嗪	表柔比星	甲羟孕酮	
	吉西他滨 + 达卡巴嗪	异环磷酰胺	GnRH 类似物	
	吉西他滨 + 长春瑞滨	脂质体阿霉素		
		帕唑帕尼		
		替莫唑胺		
		曲贝替定		
		艾日布林		

（3）**放射治疗**：不作为子宫肉瘤的首选治疗方式，主要用于有肿瘤残留或有临床转移区域的补充治疗或晚期不能手术患者的姑息治疗，包括体外照射和近距离腔内放疗。体外照射建议采用适形调强放疗以减少对正常组织的损伤。腔内放疗需要根据个体化情况确定具体方案。

78. 子宫肉瘤复发后的表现有哪些

子宫平滑肌肉瘤多数预后不良，尤其是发生淋巴结转移患者 5 年生存率只有 26%。复发率高,超过一半的患者最终会复发,复发部位在盆腔者多见,其次为肺脏、皮肤/软组织、肝脏实质、脑和骨骼。首次复发的时间常为治疗后 1~2 年,而且有转移的患者常在 2 年内死亡。

子宫内膜间质肉瘤属于低级别子宫内膜间质肉瘤,其特点为晚期复发。虽然有 60% 的低级别子宫内膜间质肉瘤患者诊断时为Ⅰ期,而且Ⅰ期患者的 5 年生存率 >90%,但是有 1/3 的患者最终还是会复发。Ⅰ期患者多在初始治疗后的 10~20 年复发。因为Ⅰ期低度子宫内膜间质肉瘤患者预后好,所以在长期随访之后仍然不能放松警惕。复发最常见的部位为盆腔和腹腔,肺部复发和阴道复发较少见,而且近 1/3 患者可见淋巴结受累。高级别子宫内膜间质肉瘤诊断时常为晚期,而且极易复发,复发率高,复发时间早,常于诊断后一年内复发,预后差。

未分化子宫肉瘤预后极差,60% 的患者在诊断时已为晚期,极易局部复发以及远处转移,当肿瘤发生血管侵犯时 5 年生存率仅为 17%,大部分患者在诊断后 2 年内死亡。

子宫腺肉瘤是一种低度恶性潜能的混合性肿瘤,由良性的腺上皮和低级别肉瘤紧密混合而成,肉瘤常为子宫内膜间质成分,也有少数为横纹肌肉瘤。5 年生存率在 50% 以上,其中没有肌层浸润和肉瘤成分过度增生者预后较好。25%~30% 的患者 5 年内会复发,通常为局部复发,常见阴道或盆腔复发,复发的病灶通常仅为间叶成分,远处转移复发较少见,约 5% 左右。

子宫肉瘤经过治疗之后,需要定期复查,刚出现复发或复发病灶小的患者往往自觉症状不明显。随着复发病灶增大或增多,出现相应的症状,可根据复发的部位不同而出现相应的症状,如腹部疼痛不适、腹胀。如果出现肝转移可出现肝功异常,如转氨酶升高;压迫输尿管或者浸润输尿管可导致肾盂积水、肾功能异常;侵犯膀胱出现尿频、血尿;肺转移可出现咳嗽或咯血;有时出现胸腔积液,伴有胸闷憋气等不适;发生骨转移可出现相应部位疼痛;发生脑转移可出现头疼、头晕、肢体行动不便;侵犯肠管出现便血、大便不畅,甚至肠梗阻等。所以无论何种病理类型,处于任何分期的子宫肉瘤在完成初始治疗后都需要遵照医生医嘱定期复查,如发现异常情况或高度可疑复发,需及时就医,医生进行查体和妇科检查可发现腹部肿块或盆腔肿块,通过辅助检查、影像学检查评估有无新发病灶,是否发生肿瘤复发,及时在医生指导下治疗。子宫肉瘤的肿瘤标志物对诊断意义不大,因此主要依靠影像学检查,如 CT、MRI 或 PET-CT 辅助诊断。CT 对肝脏、胆囊、脾脏、胰腺、肺脏及腹膜、淋巴结诊断比较敏感,而 MRI 对软组织比较敏感,如卵巢、子宫等,需要分部完成。如可以复发或转移不除外远处转移时,可行全身 PET-CT 检查,可以发现 6~10mm 的病灶。

79. 子宫肉瘤治疗后如何复查

　　子宫肉瘤患者如果经过规范的初始治疗之后,经专家全面评估病情属于完全缓解,要求患者定期复查和终身随访。

复查的意义并不亚于治疗,这一点非常重要,因为有些患者和家属认为子宫肉瘤治疗结束即万事大吉,不愿到医院来复查,也有些患者因为对复查有一种莫名其妙的恐惧和担心,也不愿来医院复查。但是不复查并不能阻止疾病的发展,反而会错过及早发现复发、转移的机会,从而耽误治疗时机。

通常情况下,在治疗后的前 3 年之内,每 3~6 个月复查 1次,医生根据患者病情进行三合诊(即妇科内诊检查,同时进行肛门直肠检查),了解盆腔有无局部复发,如外阴、阴道、阴道残端、盆腔、直肠是否出现新发病灶,或者出现的新发病灶位置、活动度、是否侵及直肠。同时行胸部／腹部／盆腔 CT或 MR 检查,了解有无盆腹腔或肺部新发病灶,若怀疑转移,可行全身 PET-CT,进一步明确病灶性质、范围、与周围脏器之间的关系,为下一步挽救治疗确定治疗方案。在随访过程中要注意有无肺部转移,早期肺转移灶往往没有症状,但有些可以通过手术切除。第 4~5 年每 6~12 个月检查 1 次。从第 6年起,根据子宫肉瘤类型、分级以及初始分期,每年复查 1~2次,长期随访。

在随访过程中也可以根据病情酌情调整随诊时间。如果患者出现腹痛、腹胀,尤其某一位置持续疼痛;发热、咳嗽、咯血、恶心、呕吐、食欲下降、腹泻或便秘、大小便不畅等应及时就诊。当出现严重头疼、头晕,视物模糊,走路摇晃等异常情况时,更需要及时就医。如明确存在复发转移,建议到专科医院及时治疗。总之,对于子宫肉瘤患者以及其他肿瘤患者来说,治疗结束并不意味着一劳永逸,治疗后的定期复查和随访同样非常重要。

80. 子宫肉瘤的病理分类与分子分型及其靶向治疗有哪些

子宫肉瘤是一类恶性间叶组织源性肿瘤,是一种高度异质性的恶性肿瘤,在组织形态、免疫表型、生物学行为、治疗反应上都存在极大差异。在以往,病理类型及治疗方案的选择与预后关系密切,然而随着个体化治疗的要求不断提高,传统的肿瘤病理学分型遇到了巨大挑战。近年来,随着分子生物学技术的发展,分子分型检测有助于准确地诊断病理分型,并为预测预后和靶向治疗提供重要信息。

(1)**低级别子宫内膜间质肉瘤**:最常见的分子分型特点为 *JAZF1-SUZ12* 基因融合(>50%),其次是 *JAZF1-PHF1*、*EPC1-PHF1* 及 *MEAF6-PHF1* 基因融合。已经证实的分子特点为:CD10 阳性、ER 阳性、PR 阳性,和 / 或 *LGESS* 相关基因融合(通过 FISH 或靶向 RNA 测序获得)。

(2)**高级别子宫内膜间质肉瘤**:分子分型研究发现 *YWHAE-NUTM2* 基因融合,*ZC2H7B-BCOR* 基因融合及 BCOR 内部串联重复突变(ITD)最为常见。推荐 CD10、ER、PR、cyclinD1 及 BCOR 的免疫组化检测。

(3)**未分化子宫肉瘤**:分子分型研究发现小部分存在 *SMARCA4* 突变,推荐采用 CD10、BCOR、cyclinD1、desmin、

SMA、角蛋白、ALK、HMB45、melan A、SOX10 和 STAT6 的免疫组化检测排除其他类型肿瘤。推荐行 FISH 或靶向 RNA 测序检测排除 ESS 相关基因融合。ER 和 / 或 PR 表达可能和较好预后相关。

（4）腺肉瘤：分子分型研究发现部分出现 8q13 片段扩增和 MYBL1 拷贝数增加；部分出现 *NCOA2/3* 基因融合。

（5）癌肉瘤：分子分型特点为 *TP53*、*PTEN*、*PIK3CA*、*PPP2R1A*、*FBXW7* 和 *KRAS* 突变，*EMT* 基因标记。

（6）**靶向治疗和免疫治疗**：*NTRK* 基因融合阳性的肿瘤可用拉罗替尼或恩曲替尼，但是疗效也有限。此外，子宫肉瘤患者并未在 PD-1 等免疫药物中显著获益，所以，目前推荐子宫肉瘤患者参与临床试验。

第六章

外阴癌及阴道癌

81. 导致外阴癌及阴道癌发病原因有哪些

外阴癌发病率低,属于少见肿瘤,占所有女性生殖道恶性肿瘤的不到 5%,多发生于绝经后老年女性。近年来随着 HPV 感染率的上升,外阴癌的平均发病年龄有所下降,并有发病升高趋势。阴道癌属于更少见的肿瘤,可分为原发性和继发性,原发性阴道恶性肿瘤极其罕见,约占妇科恶性肿瘤的 2% 左右,多发生于 60 岁以上老年女性。目前外阴癌和阴道癌发病确切原因尚不清楚,与其发病相关的因素及高危人群如下:

外阴癌多见角化型鳞癌及疣状 / 基底细胞样鳞癌,角化型鳞癌常见于老年女性,通常与外阴硬化性苔藓(即外阴白斑)以及外阴上皮内瘤变有关。外阴硬化性苔藓并没有确切的治疗方法,通常认为减少局部刺激,局部使用激素类药物是目前主要的治疗办法,可控制疾病进展,但是存在一定的癌变率。外阴上皮内病变大约有 5% 进展为外阴鳞癌,但有时可在短时间内进展为癌,手术切除是其主要的治疗办法。疣状 / 基底细胞样鳞癌发病年龄较角化型鳞癌年轻,与高危型 HPV 感染相关,尤其是 HPV-16、18、31、33 型感染,其中 HPV-16 型感染超过 50%。HPV 感染也与外阴上皮内病变通常合并宫颈、阴道及肛门等部位鳞状上皮内病变相关。其实与宫颈癌致病风险因素一致,如多个性伴侣、初次性生活时间过早、吸烟、HIV 感染等。

　　阴道癌发病占女性生殖系统恶性肿瘤的 1%~2%，其中鳞癌约占 90%。发病的高危因素与宫颈癌、外阴癌发病高危因素有关，如高危型 HPV 持续感染，多发生于多个性伴侣、初次性生活时间过早、吸烟、社会地位低下、生殖器疣病史、嗜酒等人群。因宫颈鳞癌或癌前病变行子宫切除术后，阴道鳞癌的发病也会明显增加，多发生于阴道上 1/3。此外，阴道腺癌、透明细胞癌的发生与宫内己烯雌酚暴露史有关，发生于 20 世纪 70 年代，发病年龄早，通常不到 30 岁，这些年轻的阴道癌患者与在母体子宫内时，尤其是早孕期，母亲服用己烯雌酚有关。若干年后才认识到这一问题，现如今，此种现象已极其罕见。另外，患者有盆腔放疗史也为原发性阴道癌的高危因素。

82. 外阴癌及阴道癌临床表现有哪些

　　外阴癌最常见的症状是外阴瘙痒，在出现肿块之前外阴瘙痒常会持续 5 年以上，常常白天轻，晚上重，尤其是当对外阴感觉注意力集中时瘙痒感尤为突出。有时伴有局部皮肤敏感，有的为局部肿块，伴有下坠感，行动坐立不便，或表现为溃疡，自觉疼痛，有时会有烧灼感的表现。妇科检查时可见外阴色素减退，皮肤黏膜粗糙，小阴唇萎缩或粘连。合并感染可出现疼痛、渗液和出血。有时表现为尖锐湿疣，有时为菜花状结节，病变组织脆、易脱落、溃烂。当肿瘤进一步向深部浸润，晚期患者可因肿瘤浸润尿道、肛周、阴道、会阴、阴蒂甚至膀胱、直肠,压迫神经引起疼痛。淋巴结转移者多发生在腹股沟区域,可扪及增大淋巴结,可压迫股静脉,阻塞下肢淋巴回流,出现下肢肿胀并疼痛。外阴癌灶多数以大阴唇部位最多见,大概占所有外阴癌的一半。其次为小阴唇,占比 15%~20%,有大概 5% 的患者表现为多灶性的病变。

阴道癌常见的早期症状不明显,常常通过妇科检查才发现,或者细胞学检查后发现。常见的症状为阴道分泌物增多、阴道不规则出血、排液、同房后出血或绝经后出血,但这些症状在许多妇科疾病中也很常见,不具有特异性。也有部分患者发展到一定程度,甚至表现为阴道疼痛,性交困难。妇科查体时可见阴道壁溃疡、结节、菜花样肿物,并可扪及阴道局部硬结、菜花状肿物或息肉样赘生物,接触出血(+)(图 6-1)。如果没有及早进行诊断和治疗,晚期阴道癌可出现与晚期宫颈癌相似的症状,如肿瘤侵犯至盆腔神经,出现盆腔痛,可能为间歇性,也可能为持续性;如侵犯至骨质,可出现腰骶部疼痛等不适;如侵犯至尿道,可能出现排尿困难、尿痛、肉眼血尿;如侵犯至直肠,可能出现排便困难、排便时疼痛、肛门坠胀、严重时出现便血等。当发生远处转移可出现相应的症状。

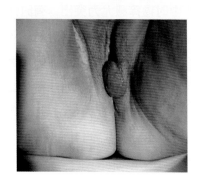

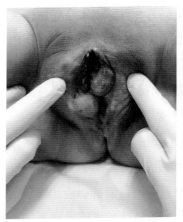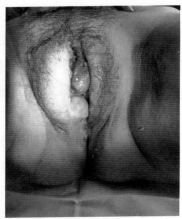

图 6-1 妇科查体

83. 外阴癌及阴道癌的早期筛查及其癌前病变的治疗

目前外阴癌还没有标准的筛查方案,那外阴癌能不能预防呢?因为外阴鳞癌与高危型 HPV 感染相关,尤其是 HPV-16、18、31、33 型等,其中 HPV-16 型感染超过 50%。因此,目前 HPV 疫苗用于预防宫颈癌的发生,对预防 HPV 感染相关的外阴鳞癌的预防也起了很大作用,而且也有研究证实 HPV疫苗也可以降低 HPV 相关肿瘤的发生率。但是即使接种了HPV 疫苗,仍然要做到外阴癌的早期发现,早期诊断。外阴位于身体浅表部位,对于外阴硬化性苔藓的患者,鼓励自查,可以利用镜子观察外阴病变是否和以前比较有变化。如出现慢性外阴瘙痒，病变部位出现色素沉着、溃疡、结节及包块增大等需尽早就医，进行外阴病变处活检，除外癌变。因为外阴位置表浅，有病灶容易发现，同时所有因宫颈、阴道以及肛门部位等部位的鳞状上皮内病变的患者，随访过程中，也应注意行阴道镜检查随访，注意同时检查外阴、阴道部位。

对于阴道鳞癌的早期筛查，阴道脱落细胞学检查由于仅有 10%~40% 的阳性率，所以阴道癌的细胞学筛查存在争议。对于原发性阴道鳞癌，目前也没有准确可靠的筛查和预防方案。高危型 HPV 持续感染也是阴道鳞癌发生的重要原因之一，因此随着 HPV 疫苗预防宫颈癌的推广，HPV 疫苗有可能对其他 HPV 相关肿瘤，包括阴道鳞癌也有潜在的防护作用，有可能减少阴道癌的发生。也能起到一级预防的作用。

及早发现和治疗外阴癌前病变以及阴道癌前病变也是降低外阴癌和阴道癌发生的重要手段。对外阴硬化性苔藓没有确切的治疗方法，可以尝试局部只用糖皮质激素、钙调蛋白抑制剂、局部使用维生素 A，或光动力治疗等治疗，最重要的就是患者自检和定期检查，及早发现异常改变。总体上来讲对于外阴上皮内病变来说，手术切除病灶是主要的治疗方法，术前需要活检做病理检查除外外阴癌；也可用激光治疗，这样可以保持外阴完整性，但无法评估有无更严重的病变；外用 5% 咪喹莫特也有一定的作用，但如果是高级别外阴上皮内病变，复发风险很高，达 30%~40%，建议以手术为主。对于阴道上皮内病变强调个体化治疗，需要综合病灶的范围、部位、级别、病灶数量以及年龄，有无生育要求等来制定治疗方案。对于低级别阴道上皮内病变，可以在除外高级别病变之后严密随访。对于高级别阴道上皮内病变，可以尝试使用5% 氟尿嘧啶软膏涂抹阴道，也可以应用二氧化碳激光治疗，也可以手术治疗，可疑阴道癌切除局部病灶或部分阴道。对外阴上皮内病变和阴道上皮内病变的治疗之后应该长期严密随访。

84. 如何诊断外阴癌及阴道癌

首先详细询问病史：外阴癌常见症状为外因瘙痒、刺痛，有分泌物增多，可触及肿块或结节等。阴道癌常见症状为阴道分泌物增多、阴道不规则出血、排液、同房后出血或绝经后出血等。要注意症状出现的时间及持续的时间等。

全身查体主要了解重要器官有无异常，浅表淋巴结，尤其是双侧腹股沟区淋巴结有没有肿大。妇科检查可以发现外阴局部皮肤增厚、溃疡、结节或肿物等，表面是否破溃、感染，其大小、深度和距离身体中线的位置，肿瘤基底部是活动的还是固定不动的，以及判断肿瘤是否累及尿道口、尿道、阴道、肛门和直肠。阴道癌可以通过置入阴道窥器视诊、双合诊以及三合诊来检查判断阴道壁是否有溃疡，有无肿物结节，呈赘生物、增厚的硬结或菜花状。但是对于早期阴道癌，肿瘤病灶可以不明显，或者既往曾行子宫全切术后，在阴道残端两角发生的残端癌诊断起来较为困难，必须仔细检查，才能发现，有时肉眼所见不明显，往往需要借助于阴道镜才能检查。

组织病理学检查是外阴癌和阴道癌确诊的金标准。可以在直视下取活检,也可以在阴道镜下取活检。对多年伴有瘙痒的外阴白斑、经久不愈的溃疡、外阴局部增厚的结节、尖锐湿疣、外阴肿物,以及阴道白斑、色素沉着、阴道赘生物、阴道硬结、溃疡、阴道肿物等进行部分切除或者活检钳钳取部分组织进行病理学诊断。活检时要注意避开肿瘤表面的感染坏死组织,尽量在肿瘤及肿瘤边缘的部位多点活检。在外阴癌和阴道癌手术治疗后行病理检查,主要明确外阴癌和阴道癌的病理类型、组织学分级、手术病理分期,肿瘤浸润深度、切缘是否切净;切除的淋巴结是否有转移,有无与肿瘤复发转移的相关高危因素,是否需要术后辅助治疗,如放疗、化疗等。

辅助检查,包括常规检查,如血尿常规,便常规及肝肾功能检查,血清梅毒、血清 HIV 检测以及相关肿瘤标志物。肿瘤标志物检查,可对鳞癌患者查鳞状细胞癌抗原(SCCA),对腺癌可以查 CA125、CA199、癌胚抗原(CEA)等。宫颈、阴道脱落细胞学检查和 HPV 检测。影像学检查:排除肿瘤有无远处转移,了解肿瘤浸润范围,决定治疗方案。比如通过胸部 X 线 / CT 检查了解肺部有无转移;通过腹盆腔 CT、MRI 和 / 或静脉肾盂造影,了解腹股沟区和盆腔肿大淋巴结及肿瘤与周围器官的关系;酌情行 PET-CT 检查有助于判断肿瘤是否有远处转移。超声指引下对腹股沟区淋巴结肿大者进行细针穿刺活检,准确率较高,有助于了解淋巴结转移情况。对于晚期外阴癌患者,除了上述检查之外,可疑尿道或膀胱受侵,酌情做膀胱镜检查;可疑直肠受侵,酌情做直肠 - 乙状结肠镜检查,了解尿道、膀胱和直肠黏膜受侵情况。

85. 外阴癌怎么治疗

(1) **外阴癌的治疗原则**：因为外阴鳞状细胞癌占所有外阴恶性肿瘤的 80% 以上，所以本文主要指外阴鳞癌的治疗方法。外阴鳞癌的治疗主要根据组织病理学和手术病理分期，依据国际指南来决定，同时要结合患者年龄、并发症等综合考虑，采取个体化治疗。在治疗前对患者提供咨询干预，建议患者戒烟，改善不良生活习惯。在外阴癌中，常见的除了鳞癌，其次为外阴恶性黑色素瘤。其他一些病理类型比较罕见，如外阴基底细胞癌、疣状癌、外阴佩吉特病、非特异性腺癌、前庭大腺癌等。不同的病理类型治疗方案有所差异，在治疗前，充分评估后将肿瘤分为 3 种情况：首先，对于早期肿瘤，指肿瘤直径不超过 4cm，没有侵犯尿道、阴道或肛门；第二种，局部晚期肿瘤，指肿瘤直径大于 4cm，肿瘤侵犯了尿道、阴道或肛门；第三种，晚期肿瘤，无论外阴肿瘤多大，是否存在腹股沟区淋巴结转移，只要已经存在远处转移，包括盆腔淋巴结转移，均为晚期肿瘤。早期肿瘤以手术治疗为主，局部晚期肿瘤为手术 + 放疗，晚期肿瘤行姑息、对症和支持治疗。

(2) **早期外阴癌的治疗**：先行病灶处活检明确病变的浸润深度，如果浸润深度 <1mm，行局部扩大切除术；如果 >1mm 则需要行局部广泛切除术。腹股沟淋巴结的切除根据病变所在位置决定，如果在单侧的话则行同侧的腹股沟淋巴结切除，如果在中线的话,则行双侧腹股沟淋巴结切除。将切除病灶和淋巴结进行组织病理学检查,然后根据原发灶和淋巴结的病理结果决定辅助治疗:是否再次手术,扩大手术范围;是否补充放疗或同步放化疗。外阴癌的治疗有些情况需要个体化治疗,同样,手术治疗也是个体化的。随着医学的发展,外阴癌的手术范围越来越小,相对来说创伤越来越少,术后康复越来越快,尽可能保证生存质量。在保证治疗效果的基础上,选择最保守的手术方式,尽量减少并发症的发生。

(3)**局部晚期外阴癌的治疗**:需将外阴病灶和腹股沟淋巴结分别进行处理。外阴病灶采用广泛切除,对于腹股沟区淋巴结的处理,可根据影像学检查结果,如果没有发现可疑转移的淋巴结,则可先行腹股沟区淋巴结切除,术后再行体外照射+同步化疗,根据淋巴结状态(淋巴结阴性或阳性)来决定体外照射的范围和剂量。如果评估通过手术已经无法切除转移的淋巴结,可先行组织学穿刺活检,根据病理结果再决定是否行体外照射放疗+同步化疗等具体方案(图6-2)。

(4)**晚期外阴癌的治疗**:当外阴癌已经出现转移病灶后,可以考虑局部控制,或者姑息性体外照射和全身治疗。外阴癌全身治疗包括静脉化疗、靶向治疗及免疫治疗。化疗首选单药顺铂/卡铂、顺铂+紫杉醇、卡铂+紫杉醇以及化疗加靶向治疗,如顺铂+紫杉醇+贝伐珠单抗等方案。

(5)**外阴癌的免疫治疗和靶向治疗**:当存在PD-L1阳性或存在MSI-H/dMMR的外阴癌,可考虑给帕姆单抗二线治疗。当基因检测提示NTRK基因融合阳性的外阴癌患者,推荐靶向治疗药物拉罗替尼或恩曲替尼。

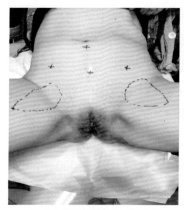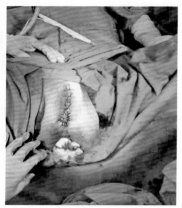

腹股沟淋巴结清扫手术范围 　　　　　外阴成形术后

图 6-2　外阴癌手术治疗

 阴道癌如何治疗

　　原发性阴道癌发病罕见,占女性生殖系统恶性肿瘤的
1%~2%,人群发病率仅为 0.6/100 000,85% 以上的阴道恶性
肿瘤为鳞癌,其次为腺癌、阴道黑色素瘤、阴道内胚窦瘤、阴道
肉瘤等。此处主要讨论常见的阴道鳞癌的治疗方法。

　　阴道癌的治疗原则:根据患者的年龄、组织学类型、病理
分期、病灶部位和大小等确定治疗方案,多采用放疗或手术治
疗。近年来,同步放化疗也是重要的治疗手段之一。因为目
前阴道癌没有标准化的治疗方案,所以,个体化治疗是阴道癌
治疗的主要原则。

　　关于阴道癌的手术治疗,并不是阴道癌的主要治疗手段,

只有Ⅰ期和部分Ⅱ期患者可考虑手术治疗。阴道解剖位置特殊,前方有膀胱、尿道,后方有直肠,与之紧密相邻,手术创伤大,易发生副损伤。总体上,阴道上段癌可以参考宫颈癌的治疗方案,行广泛性全子宫切除 + 阴道上段切除 + 盆腔淋巴结切除;阴道下段癌可以参考外阴癌的治疗方案,行部分阴道和外阴切除 + 腹股沟淋巴结切除。阴道中段或癌灶范围大的患者,可以全子宫切除 + 全阴道切除 + 盆腔淋巴结切除,对于要求保留卵巢功能的年轻患者,术中可同时行卵巢移位,减少放疗对卵巢功能的影响。

放疗是绝大多数阴道癌患者的首选治疗方法,适用于Ⅰ~Ⅳ期的所有患者。放疗包括体外照射和腔内照射两部分,常常同时加用同步化疗。放疗期间或放疗之后有很多相关并发症,比如放射性阴道炎、阴道粘连、阴道狭窄、放射性膀胱炎、放射性直肠炎、骨髓抑制,甚至发生阴道损伤,如阴道膀胱瘘、阴道直肠瘘、卵巢功能减退等。

阴道癌的化疗,常用于放疗 + 同步化疗。对于部分阴道癌局部肿瘤大的患者考虑手术切无法完全切除肿瘤,建议进行新辅助化疗,可以缩小肿瘤体积,争取手术机会。对于晚期或者复发患者可以选择姑息性化疗。常用的方案有顺铂、卡铂、博来霉素、紫杉醇等。

87. 外阴癌及阴道癌分期与预后

目前外阴癌手术病理分期仍然采用 2009 年 FIGO 分期,

如表 6-1：

表 6-1 2009 年外阴癌 FIGO 分期

FIGO 分期	肿瘤范围
Ⅰ 期	局限于外阴。
Ⅰ A 期	病变 ≤ 2cm，局限于外阴或会阴，且间质浸润 ≤ 1.0mm，无淋巴结转移。
Ⅰ B 期	病变 >2cm，或间质浸润 >1.0mm，局限于外阴或会阴，且淋巴结阴性。
Ⅱ 期	任何大小的肿瘤蔓延至邻近的会阴结构（下 1/3 尿道，下 1/3 阴道，肛门），且淋巴结阴性。
Ⅲ 期	任何大小的肿瘤有或没有肿瘤蔓延至邻近的会阴结构（下 1/3 尿道，下 1/3 阴道，肛门）且腹股沟 - 股淋巴结转移阳性。
Ⅲ A 期	(i) 1 个淋巴结转移（≥ 5mm）。 (ii) 1~2 个淋巴结转移（<5mm）。
Ⅲ B 期	(i) ≥ 2 个淋巴结转移（≥ 5mm）。 (ii) ≥ 3 个淋巴结转移（<5mm）。
Ⅲ C 期	淋巴结转移且扩散到淋巴结包膜外。
Ⅳ 期	肿瘤浸润其他区域（上 2/3 尿道，上 2/3 阴道）或远处器官。
Ⅳ A 期	肿瘤侵及下列任何一个部位： (i) 上段尿道和 / 或阴道黏膜，膀胱黏膜，直肠黏膜，或与盆骨固定。 (ii) 腹股沟 - 股淋巴结固定或呈溃疡状。
Ⅳ B 期	任何远处转移包括盆腔淋巴结转移。

外阴癌手术病理分期是在手术之后得到病理结果，依据原发肿瘤大小，浸润深度、累及范围及淋巴结有无转移等方面

决定后续是否放疗或化疗。外阴癌与其他恶性肿瘤一样,早期治疗预后好,晚期生存率明显下降,预后差。总的 5 年生存率 68% 左右。其中 I 期:90%, II 期:80%, III 期:50%, IV 期:15%。外阴癌的预后与淋巴结转移有密切关系,有淋巴结转移者在 2 年内复发可能性大,5 年生存率明显下降,预后相对差。而且腹股沟区淋巴结转移的数量与预后关系也极为密切,腹股沟区淋巴结转移 2 个及以内者,5 年生存率 70% 以上;腹股沟淋巴结转移 3 个及以上者,5 年生存率仅为 25%;双侧腹股沟区淋巴结均有转移者,预后也较差。腹股沟淋巴结的状态是外阴癌最重要的预后指标,因此,腹股沟区淋巴结切除术是外阴癌手术治疗的重要部分!

目前阴道癌的分期采用 2012 年 FIGO 临床分期,如表 6-2:

表 6-2 2012 年阴道癌 FIGO 分期

FIGO 分期	肿瘤范围
I 期	肿瘤局限于阴道壁
II 期	肿瘤侵及阴道旁组织,但未达骨盆壁
III 期	肿瘤扩展至骨盆壁
IV期	肿瘤范围超出真骨盆腔,或侵犯膀胱黏膜和 / 或直肠黏膜,但黏膜泡状水肿不列入此期。
IVa 期	肿瘤侵犯膀胱和 / 或直肠黏膜,和 / 或直接蔓延超出真骨盆
IVb 期	远处器官转移

目前阴道癌无手术病理分期,其预后与临床分期、病理类型、组织分级、病灶部位和治疗方法相关,与临床分期更为密切,临床分期是预测预后的最佳指标。阴道鳞状上皮癌总

的 5 年生存率为 50% 左右,随着分期增加,预后越差。5 年生存率:Ⅰ期为 73%,Ⅱ期为 48%,Ⅲ期为 28%,Ⅳ期为 11%。而且阴道癌灶位于阴道上 1/3 预后较好,位于中下 2/3 预后较差。

88. 不同病理类型的外阴癌和阴道癌与预后关系如何

外阴癌原发于外阴的皮肤、黏膜及附件组织,其中鳞状细胞癌最常见,占到 80%~90%,黑色素瘤是外阴第二个常见的恶性肿瘤,较为罕见的病理类型还有腺癌、基底细胞癌、外阴佩吉特病等。外阴鳞癌总的 5 年生存率 68% 左右,当肿瘤浸润深度超过 1mm,腹股沟区淋巴结转移就可能已经存在转移了。当肿瘤直径超过 4cm 更容易发生淋巴结转移,并且淋巴结转移超过 2 个,同样是影响外阴鳞癌的预后因素。腹股沟区淋巴结的转移是影响外阴癌患者生存的最重要的预后因素,腹股沟区淋巴结阴性者,5 年生存率超过 70%,而腹股沟区淋巴结有转移者,5 年生存率大约下降一半,不足 40%。目前,随着外阴癌诊断手段和辅助检查的改进,年轻患者发病时多为早期,手术范围可以酌情缩小,手术创伤就减少了,患者生存质量有了保证,同时患者的预后可能也有所改善。

外阴恶性黑色素瘤发生在皮肤和黏膜,是来源于神经外胚层组织的一类肿瘤,可以产生黑色素,另有一小部分不产生黑色素的肿瘤称为非色素性黑色素瘤。好发于小阴唇和阴蒂。外阴恶性黑色素瘤建议采用美国癌症联合委员会（American Joint Committee on Cancer, AJCC）推荐的 Clark 或 Breslow 的改良镜下分期系统，可以通过测量癌灶浸润深度来描述皮肤的组织学，该分期系统与肿瘤复发及生存相关。外阴恶性黑色素瘤的生物学行为较难预测，多数预后差，局部复发率为 30%~50%，此外血行转移是恶性黑色素瘤的主要转移方式，经过血行可转移到肝脏、脾脏、肺脏、脑等远处部位。总体上复发和转移距离初次治疗的平均时间为 1 年。癌灶浸润深度不超过 1mm 者预后相对较好，但随着浸润深度的增加，预后也会变差。

外阴佩吉特病是乳腺外佩吉特病的一种，来源于皮肤胚胎生发层的多能基底细胞肿瘤，手术切除是主要的治疗办法，手术切除后有 32% 会复发，再次手术切除后复发风险仍然很高，但是死亡率低。

阴道恶性肿瘤中最常见的为鳞癌，占 85%~95%，其次为腺癌，黑色素瘤和肉瘤少见。阴道鳞癌 5 年总生存率为 35%~78%，中高分化阴道癌患者 5 年生存率超过 50%，而低分化阴道癌患者的 5 年生存率仅为 20%。鳞癌患者的预后优于非鳞癌患者。阴道黑色素瘤预后较差，总的 5 年生存率仅 15%。阴道腺癌的预后也较差，I、II 期阴道腺癌的 5 年生存率仅 22%。其他影响阴道癌患者预后的因素包括：阴道受侵的长度、原发病灶的大小、淋巴结转移的情况、治疗方式、年龄等。

89. 外阴癌及阴道癌有哪些转移途径

外阴癌最常见的转移途径为淋巴转移,其次为局部蔓延和血行转移。阴道黏膜的淋巴管和血管极为丰富,黏膜下结缔组织疏松,使得阴道癌主要的转移方式是淋巴转移和局部蔓延,而且因阴道解剖学位置的特殊性,癌灶的位置不同,其淋巴转移方式和直接蔓延和浸润的器官组织也不同。

外阴癌局部蔓延的特点为癌灶逐渐增大,向周围的组织器官侵犯,沿皮肤及邻近黏膜浸润,向内可以侵犯至尿道口及尿道、阴道,甚至膀胱;向后可侵犯肛门周围,甚至直肠黏膜,影响患者大小便;向深部可侵犯盆底组织、肌肉、耻骨等。侵犯至尿道、阴道、肛门之后可累及膀胱黏膜、直肠黏膜等。而阴道癌局部蔓延的特点为阴道前壁的癌灶易侵犯尿道和膀胱;阴道后壁的癌灶可侵犯直肠或直肠旁组织,影响患者大小便;阴道侧壁癌灶常向阴道旁浸润;阴道上 1/3 癌灶可向上累及宫颈;阴道下 1/3 癌灶可向外侵犯外阴。

外阴癌的淋巴转移是外阴癌最常见的转移途径。通常癌细胞从原发灶沿淋巴管扩散,首先汇入患侧的腹股沟区域的浅层淋巴结,其次可以到达深部的股淋巴结和对侧的腹股沟区域淋巴结,进一步可扩散至盆腔淋巴结,包括髂外、闭孔和髂内淋巴结,最终经过髂总转移到腹主动脉旁淋巴结,甚至继续发展,转移到左锁骨上淋巴结。原发癌灶一般向同侧淋巴结转移,但中线部位的癌灶常常可以向两侧转移并可绕过腹股沟浅淋巴结直接至腹股沟深淋巴结,外阴后部及阴道下段的癌灶可避开腹股沟浅层淋巴结而直接转移至盆腔淋巴结。若癌灶累及尿道、阴道、直肠、膀胱等部位,可直接转移至盆腔淋巴结。而阴道癌的淋巴转移与癌灶所在部位关系密切,原发于阴道上 1/3 和中 1/3 的癌灶,其淋巴引流易直接进入盆腔淋巴结,然后进一步转移至腹主动脉旁淋巴结和左锁骨上淋巴结;阴道下 1/3 的癌灶易引流入腹股沟区淋巴结,而后再发生盆腔淋巴结转移。

外阴癌和阴道癌在晚期多出现血行转移,经血行播散至肝脏、脾脏、肺脏、骨骼、脑等部位。在临床上,当怀疑有远处转移时,应进行相应的影像学检查,如 PET-CT,必要时行活组织检查,病理明确诊断。

 ## 90. 外阴癌及阴道癌复发后的临床表现是什么,如何治疗

外阴癌治疗之后如果出现局部复发,可表现为外阴局部又长出结节或又形成溃疡,若复发癌灶范围大,累及尿道口或肛门周围,可出现大小便时伴随着疼痛,或排尿困难或排便困难。阴道癌如果出现复发,多数以局部或盆腔复发为主,局部复发表现为阴道流血、排液,妇科检查可见阴道局部形成溃疡或长出肿物,可向下累及阴道口,向上可侵及膀胱、直肠等。

盆腔复发往往在阴道复发的基础上向上在盆腔形成肿块,或以盆腹腔淋巴结增大的方式出现,如果发生腹股沟区淋巴结转移可表现为腹股沟区域肿大淋巴结,严重者局部皮肤破溃;复发或转移癌灶发展到一定程度,可出现癌痛等症状。复发癌灶在外阴区域或腹股沟浅淋巴结区域可以通过活检明确诊断。远处转移可出现肺转移、肝转移、骨转移等。上述情况通过 CT 或 MRI 或 PET-CT 可协助诊断并全身评估。如果是鳞癌,有部分患者可出现 SCCA 升高。

导致外阴癌复发的原因尚不明确,但是绝大多数复发的外阴癌发生在外阴局部,因此传统观念认为应保证 8mm 以上镜下无瘤边缘可以最大限度地降低局部复发率。但是近期的研究发现,为了保留外阴敏感部位以及器官功能,镜下阴性切缘小于 8mm 的距离似乎也是可以接受的。阴道癌的复发、转移率为 25%~73%,临床分期和组织学类型是预测复发与否的重要因素。Ⅰ~Ⅱ期阴道癌患者的复发与局部控制失败有关,Ⅲ~Ⅳ期阴道癌患者的复发多由于局部持续性癌灶或远处转移造成的。相对于非鳞癌患者,鳞癌患者的局部复发率和转移复发率稍低一些。

关于复发后的治疗,原则上应由专科医生全面评估,确定治疗方式。外阴癌复发后的治疗:若为局部复发,具有手术指征,即预判复发之肿瘤有手术完全切除的可能,则可选择手术治疗,之后根据病理结果可随诊观察或补充放化疗。若复发癌灶范围大,累及尿道或膀胱,或直肠、肛门,预判肿瘤可切除,则可做盆腔廓清术,即除了做外阴癌灶切除,同时要切除盆腔复发转移病灶,包括部分肠管、肛门和 / 或膀胱等,进行大小便的改道。若发生盆腔淋巴结或远处转移,则根据既往有无放疗和淋巴结能否切除以及转移部位情况,可以进行个体化治疗。选择手术或同步放化疗或酌情全身化疗。阴道癌复发后的治疗:由于阴道的癌灶长在狭小的空间里,局部肿瘤复发常常已经累及直肠、肛门或膀胱、尿道等部位,手术切除需要全面评估,谨慎处理,酌情进行盆腔脏器廓清术。

91. 外阴癌及阴道癌治疗之后如何进行复查

外阴癌及阴道癌经过规范治疗之后,要进行全面病情评估。如果达到完全缓解,需要终身随访,定期复查。患者经历了手术,需要经过较长一段时间的恢复,很多患者在术后还要经过大约 8 周左右的放疗,在完成治疗后有一种松了一口气的感觉。虽然治疗完成了,但是长期随访刚刚开始,尤其是在治疗结束后的前两年,是肿瘤容易复发的阶段,因此,定期随访尤为重要,可以及早发现复发,及时治疗。通常情况下,在治疗后的前 2 年之内,每 3~6 个月随访 1 次,第 3~5 年每6~12 个月随访 1 次,以后每年随访 1 次。每次复查酌情进行全身检查和专科检查,尤其是触诊左锁骨上淋巴结、腹股沟区淋巴结有无肿大,行妇科检查(三合诊,同时进行肛门直肠检查)时,了解外阴、阴道局部有没有溃疡、结节、肿物等局部复发,盆腔有无新发病灶,新发病灶位置、活动度、是否侵及膀胱、直肠。建议行宫颈和阴道细胞学检查+HPV检测以及早发现复发可能。对于阴道癌治疗后的患者，必要时行阴道镜检查加活组织检查。若有症状或临床检查怀疑复发，需行影像学检查，行胸部、盆腹腔 CT 或 MR 或者全身 PET-CT 检查，有助于制定治疗方案。同时怀疑复发需要行实验室检查：血常规、便常规、血尿素氮、肌酐、肿瘤标志物。如果是鳞癌，则应查 SCCA，可能出现肿瘤标志物升高。

在随访过程中同时要做好健康宣教，保持良好的生活方式，早睡早起、适当运动、减肥控制体重、营养不良者增加营养，增强免疫力，戒烟戒酒，定期自检，可以拿个镜子观察外阴有无异常，如果发现异常及时就诊。在随访的过程中不仅要警惕复发，还要处理治疗后的并发症，比如放疗导致阴道缩窄、阴道粘连、放射性直肠炎、放射性膀胱炎等并发症。

第七章

妊娠滋养细胞肿瘤

92. 什么是滋养细胞肿瘤

妊娠滋养细胞肿瘤在没有发现化疗之前的死亡率大于90%，而现在是一种无须手术，仅靠化疗可治愈的恶性肿瘤。妊娠滋养细胞疾病有四种类型：葡萄胎、侵蚀性葡萄胎、绒毛膜癌和中间型滋养细胞肿瘤（包括胎盘部位滋养细胞肿瘤和上皮样滋养细胞肿瘤），后三种又称妊娠滋养细胞肿瘤（gestational trophoblastic neoplasia, GTN）。

近年来国际指南将GTN分为癌前病变和恶性肿瘤，癌前病变包括完全性葡萄胎（恶变率15%~20%）、部分性葡萄胎（恶变率0.5%~5%）、不典型的胎盘部位结节（恶变率10%~15%）；恶性肿瘤包括葡萄胎后GTN（侵蚀性葡萄胎）、绒毛膜癌、中间型滋养细胞肿瘤（胎盘部位滋养细胞肿瘤和上皮样滋养细胞肿瘤）。该类肿瘤发病机制独特，是由具有局部侵袭性或具有转移潜能的妊娠组织发展而来的母体肿瘤。其病因可能与缺乏叶酸、病毒感染、内分泌失调等因素有关。亚洲人群发病率较高。滋养细胞肿瘤绝大多数发生于妊娠之后，发病时间易于追溯。该类肿瘤细胞能分泌一种特殊的激素，叫作人绒毛膜促性腺激素（human chorionic gonadotropin, hCG），作为临床诊断、监测病情变化和评估疗效的特异性肿标。

葡萄胎是一种最常见的滋养细胞疾病。妊娠后胎盘绒毛滋养细胞增生、间质水肿，形成大小不一的水疱，水疱之间相互连成串，形状就像葡萄一样，所以称为葡萄胎。葡萄胎由于异常的受精而分为：完全性葡萄胎和部分性葡萄胎。完全性葡萄胎的染色体核型为二倍体，部分性葡萄胎为三倍体。葡萄胎之后可以发生滋养细胞肿瘤，包括侵袭性葡萄胎和绒毛膜癌。近年来因某些高危因素使恶变率明显上升，比如血hCG>10^6U/L，子宫体积明显大于停经月份，或者并发黄素化囊肿，恶变率接近 50%。而且葡萄胎患者年龄越大，恶变率也会越高。如果患者多次发生葡萄胎妊娠，那么恶变概率会增加 3~4 倍。

妊娠滋养细胞肿瘤大约 60% 继发于葡萄胎，30% 继发于流产，10% 继发于非葡萄胎妊娠。妊娠滋养细胞肿瘤包括侵蚀性葡萄胎和绒毛膜癌，其中侵蚀性葡萄胎继发于葡萄胎，而绒毛膜癌既可继发于葡萄胎，也可以继发于非葡萄胎妊娠。也就是说，葡萄胎可继发侵蚀性葡萄胎或绒毛膜癌，而非葡萄胎只可继发绒毛膜癌。侵蚀性葡萄胎恶性程度低于绒毛膜癌，预后相对较好，绒毛膜癌更易发生广泛转移。

绒毛膜癌是由绒毛滋养细胞发展而来的高度恶性的滋养细胞肿瘤。滋养细胞失去了原有的绒毛或葡萄胎结构，异常增生，分泌 hCG，伴有出血及坏死，并可以浸润子宫肌层，也易于发生远处转移至身体其他部位，如肺脏、脑等。

侵蚀性葡萄胎是病变侵入子宫肌层或转移至邻近器官或远处器官，葡萄胎组织可以在子宫肌层或者子宫以外继续发展。

中间型滋养细胞肿瘤包括胎盘部位滋养细胞肿瘤

（placental site trophoblastic tumor，PSTT）和上皮样滋养细胞肿瘤（epithelioid trophoblastic tumor，ETT）。发病罕见，发病率为 100 000 次妊娠中约 1 次。大多数 PSTT 继发于非葡萄胎妊娠，起源于胎盘种植部位的间质滋养细胞，无绒毛。ETT 与 PSTT 相似，似乎是有绒毛型中间型滋养细胞恶变而来。ETT 常发生在足月分娩数年后。

93. 滋养细胞肿瘤临床表现有哪些

葡萄胎患者常见的症状为停经后阴道出血，通常在妊娠 6~16 周左右出现，阴道出血量不定，如果有大血管破裂，可出现大出血，导致失血性休克。有些患者在阴道出血时会伴有葡萄样组织排出。多数可伴有妊娠剧吐，高血压、水肿、蛋白尿等子痫前期的表现，还可出现甲状腺功能亢进、心动过速的症状。当子宫增大迅速时常伴有下腹痛，但通常能忍受。而当伴有黄素化囊肿发生扭转或破裂时，会发生剧烈腹痛。查体子宫增大、变软，多数明显大于孕周。

侵蚀性葡萄胎患者阴道出血也是最常见的症状，常表现为葡萄胎清宫术后，阴道出血淋漓不净，子宫增大明显时出现下腹疼痛，有时触及增大的子宫误为腹部包块。当葡萄组织穿透子宫壁，则引起腹腔内大出血、休克等表现。当血 hCG 过高时可伴有妊娠期高血压疾病，如子痫前期、出现尿蛋白等。可以通过血行转移至肺脏，出现咯血、痰中带血；转移至脑可出现头痛、恶心、呕吐、偏瘫等神经系统症状；转移至膀胱可出现血尿。

　　绒毛膜癌可继发于正常或非正常妊娠之后,包括葡萄胎(最常见,约 50%),足月妊娠或早产(25%),流产或异位妊娠(25%)。有大约 2%~3% 的葡萄胎可以直接发展为绒毛膜癌。前次妊娠后至发病,其间隔时间不定。常表现为葡萄胎、流产或足月产后出现阴道不规则出血。往往病程进展快,由于滋养细胞肿瘤血管脆弱,因此转移病灶常伴有出血,长期阴道出血可导致贫血。如病灶转移至阴道,病灶破裂可发生阴道大量出血,发生失血性休克;转移至肺者,可出现咯血、胸痛及呼吸困难等症状,严重时发生肺栓塞,出现肺动脉高压、急性右心衰竭等;当出现脑转移时病情危重,是主要的致死原因,可表现为突发或持续头痛、喷射性呕吐,甚至抽搐、偏瘫甚至昏迷等,严重时脑疝形成,压迫生命中枢,最终死亡。

　　中间型滋养细胞肿瘤:PSTT 和 ETT 典型的临床表现为妊娠后子宫异常出血。

滋养细胞疾病的临床表现

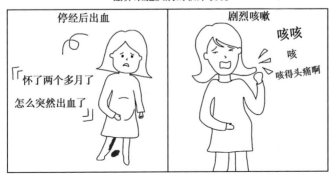

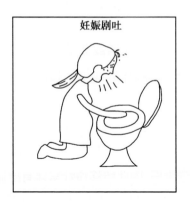

妊娠剧吐

 94. 滋养细胞肿瘤有哪些转移途径

　　滋养细胞肿瘤主要经血行传播,转移发生时间早,且转移部位广泛。一般来讲绒毛膜癌恶性程度较侵蚀性葡萄胎更高,进展更快,预后更差。最常见的转移部位是肺脏(80%),其次是阴道(30%)、盆腔(20%)、肝脏(10%)和脑(10%)等。转移性病灶常伴有出血和相应的症状。

　　通过影像学检查评估转移灶的部位和数目,参与滋养细胞肿瘤的 FIGO 分期和预后评分系统,也有助于滋养细胞肿瘤的治疗。通常行胸部、腹部、盆腔的 CT,或者行 MR 检查。由于存在出血风险,对于阴道转移等下生殖道可见的转移病灶不建议行活组织检查,避免大出血的发生。

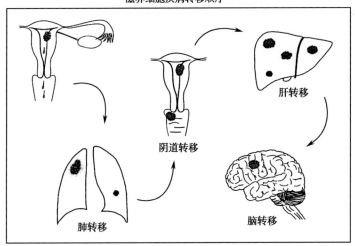

滋养细胞疾病转移顺序

肝转移

阴道转移

脑转移

肺转移

95. 如何诊断滋养细胞肿瘤

根据症状、病史、血 hCG 值以及影像学检查等可以做出临床诊断及分期,只有少数患者能获得病理结果,明确诊断。部分患者通过做宫腔镜检查有助于明确诊断。

(1)**葡萄胎的诊断**:首先全面采集病史,了解停经后阴道出血的时间、程度,有无呕吐、心慌等。同时做全身体格检查和妇科查体,包括生命体征测量,有无血压升高,有无腹部包块。行妇科检查评价子宫软硬度、子宫大小以及与孕周关系等;血清学检查,包括 hCG 定量检测、血常规、肝肾功能和血型等检查。影像学检查首选经阴道超声检查,可见宫腔内充满不均质密集状或短条状回声,呈"落雪状",水疱较大时呈"蜂窝状"。通常,根据超声检查结果联合血 hCG 测定水平,常常能做出疑似葡萄胎的初步诊断。当超声检查无法确定时可以行 MRI 和 CT 等影像学检查辅助诊断。组织病理学诊断是葡萄胎最重要和最终的诊断方法。进一步染色体核型检查将有助于鉴别完全性葡萄胎和部分性葡萄胎。

(2)葡萄胎之后的妊娠滋养细胞肿瘤诊断:葡萄胎一经诊断,应及时行清宫术。很多人认为手术结束治疗也结束,但是对于葡萄胎患者,清宫手术只是第一步,清宫后规律的 hCG 检测不能忽视,非常重要! 在正常情况下葡萄胎排空后血清 hCG 逐渐下降,首次降至正常的平均时间大约 9 周,最长不超过 14 周。所以葡萄胎患者清宫后需每周检测 hCG 下降的情况,如有下述条件之一可以诊断葡萄胎后妊娠滋养细胞肿瘤: ① hCG 水平至少 3 周连续 4 次(第 1、7、14、21 天)测定呈平台(上下浮动 10% 以内); ②血 hCG 水平至少 2 周连续 3 次(第 1、7、14 天)测定上升超过 10%; ③血 hCG 水平在葡萄胎清宫术后 6 个月仍未正常。当组织学诊断为侵袭性葡萄胎或者绒毛膜癌时也可以明确诊断。当确诊为葡萄胎之后的妊娠滋养细胞肿瘤,需要行盆腔超声或 CT 或 MR 和胸片或肺 CT 检查评估是否存在转移病灶。

妊娠滋养细胞肿瘤包括侵蚀性葡萄胎、绒毛膜癌、PSTT、ETT。临床表现多样,可表现为葡萄胎初次治疗后不规则阴道流血、子宫不规则增大、卵巢增大等。也有先出现闭经,之后再出现阴道出血。非葡萄胎妊娠后也可能患滋养细胞肿瘤,诊断标准为: ①流产、足月产、异位妊娠终止后 4 周以上,hCG 水平持续高水平,或者一度下降后又上升,注意要排除妊娠物残留和再次妊娠; ②组织学诊断为绒癌。

当出现转移时会出现相应器官的症状,通过影像学检查如胸部、腹部、盆腔的 CT 平扫及增强,或者行 MRI 检查,评估转移病灶的部位、大小和数量(图 7-1)。需要注意的是妊娠滋养细胞肿瘤可以没有组织学诊断,而仅仅根据临床表现作出诊断,hCG 水平是临床诊断妊娠的滋养细胞肿瘤的主要依据。仅根据临床作出诊断后即可进行相应治疗。

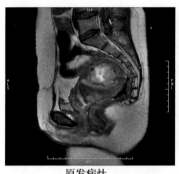 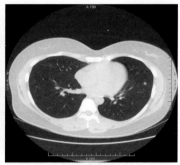

原发病灶　　　　　　　　　　　肺转移病灶

图 7-1　妊娠滋养细胞肿瘤转移的影像学检查

 滋养细胞肿瘤标志物有哪些

(1) hCG:是妊娠滋养细胞肿瘤最特异和最敏感的标志物。对诊断、治疗、效果评估以及随访有很重要的临床价值。

(2) **人胎盘催乳素**(human placental lactogen, HPL):在胎盘部位滋养细胞肿瘤中监测可呈阳性至强阳性。

(3) **妊娠相关性标志物**:有主要碱性蛋白(major basic protein, MBP),正常妊娠时血清水平低限为 500ng/ml,而

100% 的绒毛膜癌和 85% 的持续性滋养细胞疾病患者的血清 MBP<500ng/ml，这就为临床上判断妊娠滋养细胞疾病的恶性潜能提供了早期信号。

97. 滋养细胞肿瘤分期与预后

目前应用 2000 年 FIGO 解剖分期（表 7-1）及预后评分标准（表 7-2）。FIGO 预后评分系统基于可预测妊娠滋养细胞肿瘤单药化疗耐药的危险因素进行评分，如年龄、前次妊娠、距前次妊娠终止时间、治疗前 hCG 水平、肿瘤最大直径（包括子宫）、转移部位以及病灶数目、既往化疗失败方案等。所有项目评分的总和为 FIGO 预后评分。根据预后评分标准，0~6 分为低危，>6 分为高危，≥ 12 分为超高危险，决定后续化疗方案的选择及预后判断。胎盘部位滋养细胞肿瘤采用解剖学分期，但不适用预后评分系统，hCG 水平和肿瘤负荷、疾病转归无相关性。多数不发生转移，预后良好，但少数病例发生子宫外转移，则预后不良。

表 7-1　2000 年滋养细胞肿瘤 FIGO 解剖分期标准

FIGO 分期	肿瘤范围
I 期	病变局限于子宫
II 期	病变超出子宫但局限于生殖器官（宫旁、附件及阴道）
III 期	病变转移至肺脏伴或不伴有生殖道转移
IV期	病变转移至脑、肝脏、肠管、肾脏等其他器官

表 7-2 2000 年滋养细胞肿瘤 FIGO 预后评分标准

预后因素	计分 / 分			
	0	1	2	4
年龄 / 岁	<40	≥ 40		
末次妊娠	葡萄胎	流产	足月产	
妊娠终止至化疗开始时间 / 月	<4	4~6	7~12	>12
hCG/(U·L^{-1})	<10^3	10^3~10^4	>10^4~10^5	>10^5
肿瘤最大直径 /cm		3~4	≥ 5	
转移部位		脾脏、肾脏	胃肠道	脑、肝脏
转移瘤数目 / 个^i		1~4	5~8	>8
化疗			单药化疗	多药化疗

注:i 肺内转移瘤直径超过 3cm 者或根据胸片可计数的予以计数。

98. 滋养细胞肿瘤有哪些治疗方法

妊娠滋养细胞肿瘤的治疗原则以化疗为主,手术和放疗为辅的综合治疗。治疗方案的选择要根据 FIGO 分期、预后评分系统、年龄、对生育的要求、经济情况、随诊条件等个体化治疗。化疗的选择,常用的一线化疗药物有甲氨蝶呤(methotrexate,MTX)、放线菌素 D(actinomycin D,Act-D)、5- 氟尿嘧啶(5-fluorouracil,5-FU)、环磷酰胺(cyclophosphamide,CTX)、长春新碱(vincristine,VCR)、依托泊苷 -16(vepeside-16,VP-16)等。低危滋养细胞肿瘤指 FIGO 预后评分 <7 分者,常选用单

药化疗，标准的一线化疗方案是 MTX 或 Act-D 单药化疗。当单药化疗耐药、肿瘤复发出现转移者需改为多药联合化疗，最常用的方案是 EMA/CO 方案。高危滋养细胞肿瘤指预后评分系统 7 分及以上的 FIGO Ⅱ~Ⅲ期患者和任何评分的 FIGO Ⅳ期患者，都应选择联合化疗，辅助手术或放疗。EMA/CO 方案是高危滋养细胞肿瘤最常用的初始治疗方案。在化疗过程中需注意化疗毒副作用的防治，最常见的化疗毒副作用为骨髓抑制，其次为消化道反应、肝肾功能损害及脱发等。在每一疗程化疗结束后，要每 1~2 周检测 1 次血 hCG，在 hCG 降到正常后，需要继续巩固化疗。在血 hCG 降到正常后，低危患者建议再继续化疗 2~3 个疗程，高危患者再巩固化疗 3~4 个疗程，以最大限度降低复发风险。化疗耐药是指连续 3 个疗程化疗后血 hCG 水平呈平台，或者连续 2 个疗程化疗后 hCG 升高。当出现化疗耐药时需更换为二线化疗方案进行治疗。

手术是辅助化疗的一种治疗手段，目的在于控制大出血、消除耐药病灶、减少肿瘤负荷、缩短化疗疗程。在一些特定的情况下应用，PET-CT 有助于病灶定位。手术范围主要包括①子宫切除，育龄妇女应该保留卵巢，对有生育要求的年轻患者，如果血 hCG 不高，耐药病灶为单个以及子宫外病灶已经控制，可以考虑病灶切除。②肺叶切除，对于全身情况好，子宫原发病灶已经控制，除了肺部孤立转移灶之外，无其他转移灶，经多次化疗未能吸收的耐药病灶，可以考虑行肺叶切除。③介入治疗，选择性动脉栓塞术可用于处理子宫或阴道或者其他部位肿瘤病灶出血非常有用。

妊娠滋养细胞肿瘤放射治疗应用较少,主要用于肝脏、脑转移和肺脏部耐药病灶治疗,但必须与化疗密切配合才能起效。对于外阴、阴道、宫颈等广泛转移灶的急性出血也可以放疗止血。对于肝、脑等重要器官转移,继续控制病情时也可用放疗作为辅助治疗。

中间型滋养细胞肿瘤的治疗方案与侵蚀性葡萄胎和绒毛膜癌不同。对于胎盘部位滋养细胞肿瘤来说,手术是首选的治疗方法,常为子宫全切术,年轻妇女可酌情保留卵巢,对于高危患者术后需要化疗,首选化疗方案为 EMA-CO。对于上皮样滋养细胞肿瘤手术是主要的治疗手段,化疗不敏感。

99. 滋养细胞肿瘤有哪些化疗方案

常用的一线化疗药物有甲氨蝶呤、放线菌素 D、5- 氟尿嘧啶、环磷酰胺、长春新碱、依托泊苷等。低危型滋养细胞肿瘤常用单药化疗,高危型滋养细胞肿瘤常用联合化疗,详见表 7-3 与表 7-4。

除此之外滋养细胞肿瘤强表达 PD-L1,有报道耐药滋养细胞肿瘤在接受帕姆单抗治疗后大部分有反应,因此免疫治疗可能也是耐药、转移滋养细胞肿瘤可选择的一种治疗方案。

表 7-3　滋养细胞肿瘤常用单药化疗方案

药物	药物及用法
MTX-FA	MTX 1mg/(kg·d),肌注,隔日 1 次 ×4d(1、3、5、7d);CVF 为 1/10 MTX 剂量(24 或 30h 后),肌注,隔日 1 次 ×4d (2、4、6、8d); 均每 2 周 1 次
Act-D	脉冲给药 1.25mg/m², 静脉注射,每 2 周 1 次(最大剂量 2mg)
MTX	0.4mg/(kg·d),静脉注射或肌注 ×5d,每 2 周 1 次(最大剂量 25mg/d)
Act-D	0.5mg(10~13μg/kg),静脉注射 ×5d,每 2 周 1 次
5-FU	28~30mg/kg,静脉注射,每日 1 次 ×8d,间隔 14d
其他	(1)MTX 100mg/m², 静脉注射:200mg/m², 静脉点滴 × 1d(12h 以上),每 2 周 1 次; 需要 CVF 解救;(2)VP-16 100mg/(m²·d)×5d, 每 2 周 1 次

注:前两种方案为最常用的单药化疗方案。

表 7-4　滋养细胞肿瘤常用联合化疗方案

化疗方案	药物	剂量与溶剂	用法
VCR+5-FU/ FUDR+Act-D (FAV)	VCR	2mg+NS 20ml	静脉注射,化疗前 3h(第 1 天用),床旁化药
	5-FU/FUDR	24~26mg/(kg·d)+ 5% GS 500ml	静脉滴注,每日 1 次(匀速,8h)
	Act-D	4~6μg/(kg·d)+ 5% GS 250ml	静脉滴注,每日 1 次(1h)
注意事项	6d 为 1 个疗程,间隔 17~21d		

化疗方案	药物	剂量与溶剂	用法
VCR+5-FU/ FUDR+Act-D+Vp-16 (FAEV)	VCR	2mg+NS 20ml	静脉注射,化疗前 3h(第 1 天用),床旁化药
	VP-16	100mg/(m²·d)+ NS 500ml	静脉滴注,每日 1 次(1h)
	Act-D	200μg/(m²·d)+ 5% GS 250ml	静脉滴注,每日 1 次(1h)
	5-FU/FUDR	800~900mg/ (m²·d)+5% GS 500ml	静脉滴注,每日 1 次(匀速,8h)
注意事项	5d 为 1 个疗程,间隔 17~21d		
EMA/CO EMA			
第 1 天	Act-D	500μg+5% GS 250ml	静脉滴注(1h),体重小于 40kg 用 400μg
	VP-16	100mg/m²+NS 500ml	静脉滴注(1h)
	MTX	100mg/m²+NS 30ml	静脉注射
	MTX	200mg/m²+NS 1 000ml	静脉滴注(12h)
注意事项	水化 2d,日补液总量 2 500~3 000ml,记尿量,尿量应 >2 500ml/d		

化疗方案	药物	剂量与溶剂	用法
第2天	Act-D	500μg+5% GS 250ml	静脉滴注(1h),体重<40kg用400μg
	VP-16	100mg/m²+NS 500ml	静脉滴注(1h)
	CVF	15mg+NS 4ml	肌注,每12h1次,从静脉注射MTX开始24h后开始,共4次
CO			
第8天	VCR	2mg+NS 20ml	静脉注射,化疗前3h
	CTX	600mg/m²+NS 500ml	静脉滴注(2h)
	或IFO	1600~1800mg/m²+NS 500ml	
注意事项	补液1500~2000ml(用CTX者不需大量补液);IFO时用美司钠解救,用法:20% IFO的量(一般为400mg),0、4和8h		
第15天	重复下一疗程第1天		
EMA/EP			
EMA			
第1天	同EMA/CO方案第1天用药		
第2天	CVF解救		

化疗方案	药物	剂量与溶剂	用法
EP			
第 8 天	VP-16	150mg/m^2（最大剂量 200mg）+NS 500ml	静脉滴注
	DDP（水剂）	75mg/m^2（最大剂量 100mg）+NS 500ml	静脉滴注
	DDP 需要水化		
第 15 天	重复下一疗程第 1 天		
VP-16+Act-D (AE)	VP-16	100mg/（m^2·d）+ NS 500ml	静脉滴注,每日 1 次（1h）,化疗第 1~3 天用
	Act-D	500μg+5% GS 250ml	静脉滴注,每日 1 次（化疗第 1~3 天用）
注意事项	3d 为 1 个疗程,间隔 9~12d		
TE/TP			
第 1 天	地塞米松	20mg	口服,化疗前 12、6h
	西米替丁	30mg+NS 100ml	静脉注射 >30min
	紫杉醇	135mg/m^2+NS 250ml	静脉注射 >3h
	10% 甘露醇	500ml	静脉注射 >1h

化疗方案	药物	剂量与溶剂	用法
第 15 天	DDP	60mg/m² (最大 100mg) +NS 1 000ml	静脉注射 >3h
	水化液	5% GS 1 000ml	静脉注射
	地塞米松	20mg	口服,化疗前 12、6h
	西米替丁	30mg+NS 100ml	静脉注射
	紫杉醇	135mg/m²+NS 250ml	静脉注射 >3h
	Vp-16	150mg/m² (最大 200mg) +NS 1 000ml	静脉注射 >1h
注意事项	TE 和 TP 2 周交替,4 周为 1 个疗程		

100. 滋养细胞肿瘤如何随访

(1)葡萄胎: 在初始治疗后的随访过程中,hCG 降至正常后,只有不到 1% 的患者再次出现 hCG 升高,所以推荐 hCG 正常后再随访 6 个月。具体为: 治疗后每 1~2 周行 hCG 检测直到正常,连续 3 次正常后,从 hCG 第 1 次正常的时间开始,每 3 个月检测 1 次,共 2 次。在随访过程中出现① hCG 水平至少 3 周连续 4 次测定呈平台(上下浮动 10% 以内); ②血 hCG 水平至少 2 周连续 3 次测定上升超过 10%; ③ hCG 水平在葡萄胎清宫术后

6 个月仍未正常,则诊断为葡萄胎后滋养细胞肿瘤。可以考虑再次刮宫,或者对局限于子宫、无生育要求、且患者有切除子宫愿望者行全子宫 + 酌情双侧输卵管切除。再次手术治疗后,应每 2 周检测 1 次 hCG,直至连续 3 次正常,之后每月检测 1 次,连续 6 个月。如果出现转移病灶,或者组织病理学诊断为绒毛膜癌,或 hCG 呈平台或持续升高,推荐直接按照滋养细胞肿瘤处理。

(2) **滋养细胞肿瘤**:治疗后进行全面评估,经过巩固治疗后应严密随访,定期复查。开始每月复查一次,持续 1 年;1 年之后每 3 个月复查 1 次,直至 3 年;以后每年复查 1 次,共 5 年。随访期间应严格避孕 1 年,推荐选用口服避孕药。复查时重点监测血 hCG、盆腔超声,酌情胸部 CT 检查,了解有无复发。复发的标准为:治疗后血清 hCG 连续 3 次阴性,影像学检查提示病灶消失 3 个月后出现血 hCG 升高(除外妊娠)或影像学检查发现新的病灶,提示复发。可选择二线化疗方案,动脉灌注化疗可以提高复发患者的疗效,手术治疗也是辅助治疗的重要手段。停止化疗的指征仍旧是 hCG 正常后再巩固化疗 3~4 疗程,然后依旧严密随访,定期复查。

(3) **关于什么时候可以妊娠**:葡萄胎以及滋养细胞肿瘤治疗后随访期间应严格避孕(推荐口服避孕药)。葡萄胎后 6 个月,若 hCG 已降至阴性者可以妊娠,及时随访不足 6 月的意外妊娠,只要 hCG 已经阴性,也无需终止妊娠。对于滋养细胞肿瘤,通常需严格避孕 1 年,在化疗结束后 12 个月方可妊娠。无论是葡萄胎或滋养细胞肿瘤后再次妊娠,应在早孕期行超声检查和 hCG 测定,以明确是否为正常妊娠,而且分娩后也需要随访 hCG 直至阴性。

笔记

笔记

笔记